不節食更健康

The No Need To Diet Book

英國營養師帶你破除減肥迷思
善用直覺飲食，培養身體自癒力

琵克希・特納
Pixie Turner
著

張郁笛——譯

目錄

第一章

培養營養論述

我們為什麼變得如此在乎食物？

怎麼樣才算是健康？

我們先來思考一下這個問題。你對健康的定義爲何？你覺得你健康嗎？你的健康有多重要？你願意犧牲什麼東西，讓自己擁有良好的健康狀態呢？

這些問題都難以回答，我也不認爲答案只有唯一正解。健康是難以捉摸的一個詞，許多人都自以爲了解，被問到時卻回答不出來。最明顯也最常見的答案是：「健康是沒有疾病的狀態。」然而，健康怎麼可能僅僅是沒有疾病或受傷的狀態？若是患有慢性疾病或遺傳性缺陷呢？是否代表這些人永遠都無法處於健康狀態？

某一天，世界衛生組織決定，健康的定義爲「生理、心理及社會三方面均處於完整安適的狀態，而不僅是沒有疾病或虛弱的狀態」，進一步解釋了「健康＝沒有疾病」的概念；但這個概念受到了諸多批評，特別是在慢性病興起之後。對大部分人而言，要長時間維持「完整安適」的健康狀態幾乎不可能，這個目標不切實際。另外，這份世界衛生組織對健康的定義於一九四〇年代所訂定，已經有點久遠；而且自那時起，健康的概念經歷了大幅度的變遷，但這份定義卻一直沒有更新。當時，人們主要受到小兒麻痺或天花等傳染疾病所威脅，但現在的我們卻需要面對慢性疾病，忍受長年的病痛折磨。

所有健康不佳的情況，都需要治療嗎？有些人會說，我們有維持自身健康的責任；但要是這不太可能辦到呢？現在只要看看主流媒體和公共健康組織所傳達的訊息，都能知道我們正面臨慢性疾病的危機。但想當然爾，我們對絕大部分慢性疾病幾乎都只有一個答案。無論是心血管疾病還是糖尿病，患病原因很簡單：體型肥胖的人太多了！只要這些人減肥，一切問題就能迎刃而解！

節食文化簡史

你還記得不需節食的生活是什麼樣子的嗎？不用看到減肥廣告、聽到任何減肥絕招，或是聽到身邊有人正在減肥？相信很多人都不太記得了。

我從未進行過傳統的節食方式，也沒參加過慧優體（Weight Watchers）或瘦身世界

（Slimming World）之類的瘦身計畫。但我嘗試過果汁飲食、「淨化飲食」、舊石器時代飲食①、嚴格素食飲食、素食飲食，甚至短暫體驗過生素食飲食。

現在市面上有數不清的節食方式任君選擇，每一種都有自成一套的規則和方法。這並非什麼新鮮事：節食文化早已存在多年，只是不斷改頭換面，每次都以新穎驚奇的姿態籠絡人心。

英國詩人拜倫（Lord Byron）在十九世紀初引領了第一波「節食流行」。他的節食方式是在飯前喝下摻入三大匙醋的一杯水，藉此達到減重效果（健康產業和外科醫生名人奧茲博士②最近又重新開始提倡起這一招）。第一本關於低碳水飲食的書籍於一八六〇年代問世，受到了廣大歡迎。十九世紀末，美國企業家荷瑞斯・傅列契（Horace Fletcher）得到了「偉大的咀嚼家」稱號，猜猜看他深受歡迎的飲食方式是什麼？正是細嚼慢嚥。你愛吃多少就吃多少，但每一口食物一定要咀嚼至少一百下才能下肚，那時食物早已成了流質。一九二〇年代期間，新一代女性「飛來波女郎」③逐漸流行，女性也開始追求類似於男孩的單薄體型。這股潮流帶來了香菸減肥法、減肥藥、嚼口香糖、吃瀉藥以及各種稀奇古怪的減肥偏方。一直要到一九一八年，美國營養學家露露・杭特・彼得斯（Lulu

Hunt Peters）出版《節食與健康：挑戰卡路里的關鍵》（*Diet & Health: With Key to the Calories*）時，計算食物卡路里的概念才開始普及。這本書鼓勵人們將食物視爲單純的卡路里，開啓了每天只能吃進固定卡路里量的風潮，並且在一九二〇年代銷售超過百萬本，成爲第一本節食文化暢銷書。突然之間，卡路里成了最重要的關鍵。

接著又流行起了葡萄柚／好萊塢飲食、條蟲飲食法（眞的假的？）、深受歡迎的黑式飲食法（Hay diet）、慧優體，以及史上最有名的高麗菜湯飲食法，然後我們又迎來了阿特金斯飲食法④和低碳水飲食革命，一路從一九六〇年代延燒至二〇〇〇年代初期。代餐

① 舊石器時代飲食（paleo diet），最早在一九七五年由沃特・沃格特林（Walter Voegtlin）所提出，提倡回到史前時代的飲食方式，主張不吃加工食品、大部分的奶製品、甜味劑、植物油、反式脂肪等；只吃肉、魚、蛋、蔬菜、水果、堅果等健康油脂。

② 梅默特・奧茲（Mehmet Oz），電視名人兼外科醫生。

③ 飛來波女郎（Flappers），於一九二〇年代出現的西方新一代女性，留著妹妹頭、穿著短裙，表達對舊聞陋習的蔑視。

④ 阿特金斯食食（Atkins diet），由美國醫生羅伯特・阿特金斯（Robert Atkins）所創的減肥飲食方式，要求完全不吃碳水化合物（澱粉類、高糖分食品），而是多吃高蛋白的食品（肉類、魚）。

奶昔飲食也於一九七〇年代開始嶄露頭角，同時為果汁和奶昔飲食風潮鋪路。於是我們現在有了：減重團體、嚴格素食飲食、低碳水飲食、低脂飲食、果食主義⑤、肉食主義、果汁淨化飲食、間歇性斷食以及排毒——一大堆任務要做。

在歷史上有很長一段時間，食物都處於匱乏狀態，因此擁有比基本所需更多的食物，是財富和權力的象徵。但我們現在身處的時代食物資源豐富，權力結構也有所轉變。我們不再希望獲得豐盛的食物；取而代之的是，我們希望獲得能夠抵抗豐盛食物的意志力。纖瘦體型成為了權力的象徵，而節食正是達成此一目標的手段。

節食文化存在的時間最遠可追溯至兩百年前，而人類在食物面前的表現總是有點怪裡怪氣。當食物多到我們不再需要擔心挨餓時，我們便為食物和飲食方式找尋新的意義。於是突然之間，我們更深刻地體認到了飲食方式和死亡之間的直接連結：為了讓我們有東西吃並生存下去，就必須有植物或動物因此死亡，甚至兩者一起死亡；我們必須為了生存而殺戮，這種感覺令人感到不適。因此，我們創造了死亡相關的儀式、死後世界的故事，以及與食物有關的傳統習俗，讓人們專注在食物用來慶祝與享受的功能上，忽略了死亡相關的意義。而這也有額外的好處：讓我們自認為比其他生物更優越。我們不只是動物而已，更超越了牠們。

我們被過多的選擇所淹沒，也害怕選擇錯誤會造成對性命的威脅，因此渴望向外界尋求規則，以保障自身安全。人們樂意自願交出自由，以換取減肥飲食所提供的規則和限制，只因爲這些飲食規則能夠讓我們免於自行做出選擇。如果你能自由選擇，就必須爲自己的選擇承擔全部風險；若發生任何事情，責任都要歸咎於你：體重增加、罹患疾病、老化，甚至死亡。當我們死的時候，我們希望其他人會想「但他們做的一切明明都是對的」，而不是「他們是自作自受」。

當然，現實世界不是這樣子的。如果在嘗試一種節食方式後失敗，我們仍會責怪自己：這種節食方式不可能會出錯，許多人都已經親身體驗且成功過，一定是我們哪裡做錯了。所以我們會繼續嘗試別的方式。

加拿大註冊營養師蜜雪兒·艾莉森（Michelle Allison）就以美麗的文字如是描述：「這

⑤ 果食主義（fruitarian）希望避免殺生，認爲植物也有生命，因此主張只吃植物的果實。某些人的飲食當中超過七十五%是由果實組成時，就會自稱爲果食主義者。

就是爲什麼關乎節食的爭執常常如此惡毒且如星火燎原般迅速發展；你不僅是在爭論事實，而是與他人一同賭博，互相競爭以避免死亡。」節食文化不僅僅是個人的身分表彰，更擁有宗教般的龐大力量。

食物是身分，也是宗教

每當我們想到「迷信」一詞，通常會聯想到宗教信仰，例如山達基教（Scientology）。但近來，這個詞也被用來描述擁有共同觀點的團體，以及用同樣觀點來定義個人身分的族群。以這個角度來看，「迷信」一詞完美地詮釋了飲食文化。我們經常以我們吃進的東西來定義自己，比方說，我們會說「我是吃素的」。我們所吃的食物內化成我們身分的一部分，從其他方面來說也很合乎邏輯：我們吃的食物經過消化，化爲組成身體所有細胞、肌肉、骨頭、皮膚的一部分。在這層意義上，眞的可以說是「人如其食」。

而身爲「迷信」的一部分，也爲人們提供了一種歸屬感：個人成爲了更龐大、更有意義的團體之中的一份子。讓我們能用自身和群體之間的相對關係定義自我，定義我們之間的相同與相異之處，產生一種「我們 vs. 他們」的概念。舉生食飲食者爲例，因其極爲不同的飲食方式而將他們和一般大眾劃分開來，同時也自成一群志趣相投的團體。食物也被用來強調族群差異，許多種族歧視用語就是源自於特殊的飲食習慣：德國人被戲稱爲「酸菜佬」⑥；不同的亞洲族群被稱爲「吃米佬」（Rice eater）或「吃狗佬」（Dog eater）；法國人被稱爲「青蛙」；以及稱呼英國人的「萊姆佬」（Limey，源自於英國水手吃萊姆防止壞血病的習慣）。飲食的信念將團體內的成員串聯起來，也讓成員與團體外的其他人有所區隔。

就在最近，「大豆男孩」一詞常被拿來稱呼陽剛氣息較不明顯的男性，屬於一種貶義詞。其背後隱藏的概念是，如果你吃大豆食品，就代表你很柔弱、比較女性化，而這是源自於一般人的誤解，誤以爲大豆食品會增加男性的雌激素濃度。大豆常作爲素食者和嚴格素食者的食物之一；另一方面，俗話說：「你要是眞男人，就要吃肉。所以如果你不吃肉，就不是眞男人。」

⑥ 酸菜佬（Krauts），源自於中歐、東歐傳統食物酸菜（Kraut），此處作爲對德國人的蔑稱。

無論如何，我離題了；回到宗教上。宗教文化隨著時間逐漸式微，飲食迷信及節食卻越來越普遍，而這一切並非巧合。飲食迷信取代了宗教，提供宗教所提供過的飲食規則和儀式。每個宗教都擁有與飲食有關的儀式，尤其在禁食方面：穆斯林教徒會在齋戒月禁食；基督徒會在大齋期禁吃特定食物；而猶太人則有贖罪日。禁食本該是讓教徒更為親近神、並再次確立宗教精神的儀式。此外，避免吃特定食物也是一種公開確認信仰的方式，無論是印度教禁吃牛肉、伊斯蘭教禁吃豬肉、基督復臨安息日會禁吃所有肉類，或是摩門教禁飲酒等。不僅如此，食物也常成為宗教文獻的主題，看看亞當與夏娃故事核心的蘋果，就是一例。宗教通常會將食物、食慾與慾望和／或「肉體歡愉」的罪惡連結起來，因此才需要禁食。

毫無疑問地，飲食迷信正迎來前所未有的熱門高峰期，不僅作為宗教的替代信仰，也因為飲食迷信為人們在健康、壽命和身體上所帶來的益處前所未見。常見的飲食迷信則包括果汁飲食、舊石器時代飲食、超級食物、果食主義和健康飲食。

健康飲食完全就是個迷信。身為曾被吸入健康飲食旋風之中又抽身而退的我，可以肯定地這樣說。健康飲食需要全心全意地投入，迫使你持續處於焦慮狀態，擔憂自己是否

「夠好」、「夠健康」，或是離死亡夠不夠遠。你今天吃超級食物了嗎？避吃大豆食品了嗎？今天冥想了嗎？你今天不是要吃果汁飲食嗎？進入「健康迷信」的世界，代表你也會找到其他進行健康飲食的人，和他們互動的頻繁程度遠勝於其他朋友。這也代表你會買下最新的健康飲食書籍，裡面寫的內容跟上一本一模一樣，只是封面換了一個苗條而吸引人的白人女性，手裡捧著一碗蔬菜，一邊微笑著好像在說：「是的，我知道我看起來超棒，你難道不想變得像我一樣嗎？」

健康產業界本身就是一隻龐大的怪物，由公司和個人交織而成的密集巨網，從那些想追求健康的數百萬人身上賺錢。而他們也的確賺了很多錢：據信，全球健康產業產值已經超過三兆英鎊。健康產業也透過社群媒體的成長加以渲染，信徒們紛紛利用標籤、Facebook 頁面以及 Instagram 貼文擴散訊息。健康飲食迷信的領袖們紛紛在社群平台上分享他們的餐點、自拍照和深具啓發意義的名言。「記得追蹤我們！」他們說，「我們會帶你走向正確的道路。」這條道路承諾會給你很多，但同時也需要你投入巨大心力。你整個人從內到外都會變得更瘦、更亮眼、更淨化、更好。你必須冥想、做瑜伽，才能臻致平靜和啓明的狀態；你會充滿活力、恢復年輕、更加純粹、遠離疾病、健康地老化，也會常保快樂！更甚者，澳洲的傑西·安斯格（Jess Ainscough）和貝兒·吉伯森（Belle Gibson）等健康部落客說了，只要你吃得「乾淨」並記得排毒，還可以戰勝癌症。話雖如此，他們其實是騙人的，有時甚至爲此付出高昂的代價。在二〇一五年，傑西·安斯格死於癌症，而貝兒·吉伯森不僅沒有治癒癌症，甚至在一開始就沒有得過癌症。

僞科學的力量

爲什麼人們會對飲食迷信和僞科學買帳？這個問題的答案十分複雜，本書也會花上許多章節說明，但最明顯的原因是，人們通常會輕易相信迷信及團體。我們可以說，宗教能夠集結人們形成龐大的團體，讓他們基於共同興趣，一起有效率地完成工作；這是其他方法都不可能做到的。如果你想將人群集結在一起，就需要樹立共同的目標和敵人。

而節食文化完美地執行了這個策略。節食的神學理論通篇圍繞著一個核心：苗條。變得苗條是他們的目標，是正向與美好的代名詞；而肥胖則是邪惡的、不好的、敗壞道德的。節食文化建構了一個信仰系統，而苗條就是這個信仰的最終救贖。他們同時也創立了教條，教導信徒如何追求「苗條」這個終極目標，諸如應該吃「好」食物、去除「壞」食物、規律運動等。節食文化有它自己的習俗和儀式，無論是計算卡路里、計算巨量營養素、果汁飲食、攝取超級食物、追蹤燃燒的脂肪量、或是每天測量體重等等。而節食書籍就是聖經，分享領袖們的智慧。這樣一來，節食文化就展示了一系列特徵：信仰系統、神話、情緒、習俗、儀式、規則、圖像、文字和象徵，正符合了宗教的定義。

健康飲食文化也不例外。健康飲食文化或許用了「健康」及「不健康」的字眼來取代「苗條」和「肥胖」，但兩者傳遞給大家的動機和目的都是相同的。「淨化飲食」只是因爲所用詞彙更具說教性質而已。所謂的健康就是苗條，疾病就是肥胖；「乾淨」的食物就是好食物，而「骯髒」食物就是不好的食物。只要看看健康產業界所有領袖們就知道了：他們都很苗條。

節食文化重新定義了減肥者的飲食方式。節食神學理論爲食物和進食賦予了道德價值，不管食物性質，讓「好」食物與「壞」食物相互對抗。在嚴格素食飲食中，讓植物和動物相互對抗；在低碳水飲食的教條中，則讓蔬菜與肉類對抗麵包與糖分。這種將食物道德化的方式爲我們帶來罪惡感循環，這正是效仿宗教框架下的罪惡感，以及爲這份罪惡感贖罪的需要。

食物迷信和節食文化的領袖們通常會採取幾個策略：第一個即是互惠策略。可以把這條策略看成因果、以牙還牙或是借錢欠條，它要求人們必須付出回報，因爲他們已經獲得了一部分節食知識，所以必須承諾遵守所學規則，以作爲回報。當節食文化的領袖深具魅力和同理心時，這種策略更爲強而有力。領袖會以自身專業和／或個人經驗奠定他們的權威地位；他們會說自己的處境也曾與你相同（通常是肥胖又不健康的處境），接著爲你提供方法，解決這種處境所帶來的問題和痛苦。許多節食文化領導者就如同宗教領袖一樣，描述他們自身從肥胖變得苗條的變身過程，以確立自己的可信度並吸引人群追隨。

當這些節食文化領導者建立權威之後，就會要求減肥者說出親身體驗、散播福音，向大家分享成功瘦下來的故事。而這些成功故事通常有著類似的模式，先是懺悔，再說出自己的改變：採取了新的飲食方式，接著就由胖變瘦。身材較胖的那一個，永遠是「減肥前」的那個，而不是「減肥後」的，他們也會一直強調克制和自我規範的重要性。許多節食減重的人都會提到他們在減重後發現了人生新價值，好像他們的人生在減重後就會神奇地變成美好又值得活下去的人生。如果是健康飲食文化，他們就會強調自己有多健康、感覺多好；可能是皮膚狀況有所改善、肚子不再突出，或是感覺更有活力。但這背後的概念都還是一樣的，而且即使在健康飲食文化框架中，他們宣稱體重不是重點，但在見證者的親身體驗故事中，仍會不免俗地提到自己的體重有所減輕。你是否有注意到，節食者和提倡健康飲食的人總是不吝分享他們的飲食？他們恨不得大聲向全世界宣布自己正在進行舊石器時代飲食；在 Twitter 的個人簡介寫上自己是「素食飲食者」；在 Instagram 上分享食物照片時還要打上標籤「# 淨化飲食」。正如那個老套笑話所說：你要怎麼知道對方是不是吃素？別擔心，他們自己會說。

成功改變身材的節食者會繼續體現他們的信念，並與他人分享；而身材較胖的人則會被大家當作不識減重福音的無知者，進而被視爲無用之人。這樣的態度讓人們會盡量避免變胖，認爲那是罪惡與羞恥的象徵，並透過減肥過程來驗證自己身體的價値。在這樣推崇苗條的教派之中，身軀肥胖被視爲一種失德的行爲。

有趣的是，在節食宗教中，人們做出的犧牲越多，對該教派的信念似乎就越深。一般人總會有種深層的渴望，希望能維持一貫的態度和信仰，因爲這樣的感覺是強烈而穩定的；同時也會避免做出違背信念的行爲，以避開伴隨而至的負面情緒。正因爲如此，節食迷信要求信徒以實際行動做出承諾，像是禁吃特定食物、購買特殊食物，或是在外出用餐時要求特別菜單和料理。所做的犧牲越多，承諾的行動越大，你就越難放棄這份信仰。但無論是實際加入減重團體、加入 Facebook 團體或是在 Instagram 上追蹤名人，只要你成爲團體的一份子、看到他人也在做相同的事時，你的信念和行爲就會更堅定。但這也造成了額外的社交壓力，讓你必須跟隨團體行動，以免被拒絕往來或被排擠。人類具有強烈的歸屬感，因此被排擠可能會導致嚴重且具毀滅性的後果，產生憤怒或悲傷的情緒。因此，節食者在離開團體後通常會感覺更糟糕（一開始的時候），這反而讓人再次確信了飲食迷信的強大力量。

正因如此，要求某人違背特定飲食方式，甚至是要求對方質疑他們的飲食選擇時，幾乎就像是在要求他們改變宗教信仰。他們會產生憤怒、否認、防衛及暴怒的心態。若你質疑他們的飲食選擇或節食的成效，可能會讓對方認爲你是在侮辱他們。

節食文化可說是新的宗教流派。但健康飲食文化隨即到來，對它說：「幫我拿一下啤酒（抱歉，應該是康普茶），看我的！」接著持續擴大規模，將健康的價格往上翻倍。在淨化飲食及健康書籍的亮麗外表下，隱藏著經濟上的排擠效應：只要你負擔不起小麥草或螺旋藻的價格，你永遠無法達到眞正的「健康」。但無論健康飲食文化怎麼想，其概念仍歸屬於節食文化的宗教信仰之下，而節食文化影響著我們所有人。我想我們都承認會使用或曾經用過宗教語言來談論節食和食物，我們會說：「我改變了」、「這改變了我的一生」、「我一直表現得很好」、「眞是天賜的滋味……」等。連節食書籍都喜歡在書名中使用「聖經」這樣的字眼；而「誘惑」、「罪惡的」（拜託！瘦身世界甚至用「罪」⑦來將食物分門別類）、「罪惡感」等等……這些詞都帶有宗教意涵，我甚至還聽過「光暈頂點」（Halo Top）低卡路里冰淇淋、「良知巧克力」（Conscious Chocolate）和「靈魂單車」（SoulCycle）健身課程。把食物與健康道德化和神學化的現象，已成爲常態。

我們也需要重視在節食迷信表面之下，大眾對僞科學主張深信不疑的社會與認知動機。相信節食或食物迷信的確有它的好處，舉例來說，如果體型較胖的人認眞追求變瘦，會受到社會的鼓勵，而參與這樣的團體，也能讓人感到被接納和歸屬感。營養僞科學和節

⑦ 英國的一間體重管理機構「瘦身世界」（Slimming World）直接用罪（sin）的諧音（syns）來代稱禁吃的食物。但也有一說這是協力作用（synergy）的縮寫。

食文化為大家提供了清楚明確的答案，告訴你什麼能吃、什麼不能吃；不像一般營養指南既複雜又模稜兩可，而且每當有新的研究證據出爐，就又會改變。追求明確答案的動機加上渴望擁有歸屬感的社會壓力，成為了影響人們行為的強力工具。

將食物分成好與壞（什麼能吃、什麼不能吃）所代表的教化意義，以及透過建立一連串食物和飲食規則的方式，以簡單的答案簡化了這個世界；就像宗教一樣，為日常生活設定簡單規則（例如：「汝不可殺人」）。食物迷信和節食在我們每天面對眾多選擇與相互矛盾的資訊時，提供了準則和規範，幫助我們做決定；而偽科學則提供一套解釋的方式，讓我們獲得想要的簡單營養學答案。

食物迷信也利用了所有業界慣用手法。種種證據顯示，人們喜歡看到皈依信徒背後的眞實故事和經驗見證、權威和名人的推薦、團體認證，以及樹立共同敵人。雖然科學思維可以打倒偽科學，卻需要經過努力練習，而食物科學又特別複雜，充滿錯誤資訊。畢竟就像義大利程式設計師艾伯特・布蘭多林尼（Alberto Brandolini）所說：「造謠容易，闢謠不易」。現代的飲食環境幾乎毫無限制、非常方便，對於能幫我們輕鬆地做出決定的飲食迷信來說，正是適合大肆宣揚的理想環境。不幸的是，除非擁有相關學位，否則大部分人都難以辨別日常生活中飲食與營養相關的資訊孰是孰非；就算有相關學位，也不能保證你能做出正確判斷。再加上網路和社群媒體的影響，錯誤資訊如野火燎原般擴散開來。僞科學營養概念和食物迷信在社會上各個角落隨處可見，也很可能繼續流傳下去。但只要你對此有所認知，知道這樣的迷信可能造成的傷害，並努力對抗這些錯誤資訊，我們至少還能往前踏出一步。

「人如其食」是個熱門的理論，就如同先前所提過的，這句話看起來很合乎邏輯。我們會吸收並轉化我們所吃食物的實際品質與道德品質，這個概念幾乎讓每個人都深信不疑。宗教信仰研究教授艾倫・萊維諾維茨（Alan Levinovitz）在他的《麩質謊言》（*The Gluten Lie*）一書中分享了幾個案例：

美洲原住民相信吃鹿肉能讓你健步如飛，但如果吃下笨拙的熊、無用的家養公雞還有「在泥地打滾的肥豬」會讓你速度變慢，無論是在腳步還是思考能力上。在土耳其，大人常會餵說話說得慢的孩子吃鳥類舌頭；傳統祖魯醫生會替病人開藥方吃老牛骨粉，好延年益壽。而爲了跳得更高，澳洲北部原住民會吃袋鼠和鴯鶓；印度米欣族會讓男人吃下老虎肉，作爲增進力量的方式，卻不讓女人吃。

許多中藥也是源自於同樣的概念，幸好隨著象牙貿易非法化以及世界對殺害老虎和犀牛的反感漸增，這樣的情形逐漸式微。但「人如其食」的迷信時至今日仍普遍存在，特別是在「如果你吃脂肪，就會變胖」、或更簡潔的「脂肪讓你胖」這種論述中更爲強烈。而在這之後也衍生了許多反對文章，宣稱「脂肪並不會讓你胖」（因爲碳水化合物才會）（其實才不會）。

歷史上的飲食改革者如發明葛拉漢餅乾（類似英國的消化餅乾）的席維斯特．葛拉漢（Sylvester Graham），進一步將「人如其食」的邏輯和道德規範連結起來。葛拉漢是信奉素食主義的牧師，他深信吃下動物的肉會強化你的動物直覺，人們正是因此而渴求食物和性愛，變得肥胖且好色。他爲此蒐集了各種案例，並且像舊石器時代飲食者一樣，引用生物進化論來支持他的主張。舊石器時代飲食者提倡吃得像古代狩獵採集者一樣，因爲我們的天性如此；但葛拉漢卻說，人類不像肉食動物一樣有利齒，所以不應該吃肉。也因此，這不再只是關乎健康的爭論，更上升到了關乎人類美德及強烈道德立場的程度。

有趣的是，有關糖類的爭執也和素食主義類似。過往說法是因爲糖的製造與進口過程有違人道（也就是奴隸制度），所以會對身體造成負面影響。只要吃下非人道食物，後果就會體現在你身上，讓你成爲道德敗壞的人。我們甚至可以在大眾流行文化中看到同樣的例子：當邪惡角色吃下可疑食物，就變得面目可憎，這是因爲他們的邪惡本性由具體的醜惡外表呈現出來。而善良主人公的長相則十分具有吸引力，因爲他們的美德會以美麗的外貌展現。

綜觀歷史，飲食文化一直充滿女性化特色，因爲很明顯：「眞男人才不節食」。食物相關的活動如買菜、煮飯和吃飯，傳統上都會以女性爲中心的方式呈現，也成爲女性的代表身分之一，而男性則爲毫無頭緒的食物接受者。但近來的節食文化壓力也逐漸施加到男性身上，導致生酮飲食和舊石器時代飲食受到熱烈歡迎。這些飲食方式透過把「人如其食」這句話陽剛化，讓節食文化再次變得男性化：如果你吃肉，就會變得更強壯、更有肌肉、更有男子氣概，這也是男人應有的體態。而這不只是一種飲食習慣，同時也是一種生活方式，因爲這兩者通常都需要搭配嚴格運動方式來實行。如果你的目標是減重，那運動就是達成目標的一種方式，而吃肉則是爲了增加肌肉。舊石器時代飲食讓男人感覺有如回到山頂洞人時代，那是個遠比女性化飲食時代還早的時期，那時候的強壯男人以獵捕動物的方式照顧家庭；這種想法讓人更樂意維持這種飲食習慣。而吃肌肉（肉類）補肌肉的概念一直以來也都深受歡迎，我想我們應該都聽過「吃牛肉最健壯」和「像頭牛一樣強壯」。既然男性的理想體態被刻畫爲精瘦而結實，自然也會選擇以瘦肉作爲食物來源。

我們太過專注於「人如其食」這句簡單的句子，太過強調「你」這個個人主體：如果你又胖又病，那一定是你的錯，因爲是你自己選擇吃進肚子的食物。有沒有人懷疑過爲什麼體型較胖的人的形象都會被刻畫爲好吃懶做、意志力薄弱、貪心或缺乏吸引力？拿這樣的形象和嚴重厭食症案例來做對比，有厭食症的人通常比較不會被責怪，沒有人叫他們振作一點，也沒有人認爲他們軟弱。相反地，大家會認爲這些人擁有驚人的意志力，甚至會受到某些人的讚賞。這當然不是他們的錯，只是這樣的強烈落差實在令人難以置信。

關於健康，節食文化對我們說了謊

無論我們身在何處，節食文化總是對我們轟炸各式各樣的健康及身材價值相關資訊。

不管是減肥產品、減重服務、減肥餐、健身房、減肥藥等等，這些資訊令人難以招架。我們逃不開這些節食和減重廣告，而普羅大眾也有三分之二的人總是在節食。

我們什麼時候會招架不住這些節食文化的影響？很快就會。畢竟人類不僅害怕肥胖，大多數人也是真的體型較胖。對肥胖的恐懼讓我們永無止盡地限制食物攝取量、緊緊閉上嘴巴、把胃口封起來、開始抽菸、做些瘋狂的運動訓練，然後恨起自己。

人們和食物的關係之所以開始惡化，都要拜以下幾個原因所賜。首先，過去數十年來，大眾對身材的美感定義有所轉變，從欣賞多產的豐滿曲線變成追求瘦而苗條的體態；第二，這種理想身材的概念結合節食文化，將肥胖的身軀當作了假想敵；第三，則是「健康主義」的興起，把健康當成道德行為準則，健康與否的責任完全取決於每一個人。這種由社會建構的健康概念引起了大眾關注，讓大家把沒有照顧好身體的責任歸咎於個人行為；同時，他們也將道德責任、自我價值與體型尺寸、身材胖瘦聯想在一起。

現代人普遍會對自己的體態感到不滿，很少有人不為此感到焦慮；這會讓你誤以為世界上根本沒有不為身材焦慮的人（如果有，也會覺得這種人很自戀）。根據估計，大約有七〇到九〇％的女性以及超過一半比例的男性對自己的身材感到不滿。這樣的想法最早在七歲孩童身上就有可能產生，而抱有這種想法的人不限於單一身材尺寸、種族、性向或身分族群。根據研究顯示，對身材的不滿是飲食障礙、自尊心低落及憂鬱症的常見原因之一。因此，從許多方面來說，對身材的不滿已然成爲了我們身心健康的核心觀點。那爲何有那麼多人無論身材胖瘦，都還是不滿意自己的身體呢？父母影響和霸凌固然占了部分原因，主因卻還是媒體所塑造的理想體態印象：女性的理想身材就是苗條，而男性就該結實又強壯。在所有形式的媒體管道及社群媒體平台上，苗條和結實的形象總是會被刻意突出、讚賞或表揚，而胖胖的角色不是搞笑的朋友、「減肥前」的照片，就是被刻畫成不值得愛的對象。時下媒體所描繪的理想女性體態越來越瘦，遠低於接收這些訊息的女性觀眾平均值；同樣地，媒體所描繪的男性形象也越來越強壯。這兩種體態對大部分人而言，都不大實際。

女性若收看有苗條體態女性出現的電視廣告（相較於一般體態女性或與外型無關的廣告），會增加對自己身材的不滿程度，而強壯男性的形象也會讓一般男性覺得自己不夠強壯、有所不足。廣告商正是利用這一點，向我們販賣我們不需要的產品、解決我們一開始就沒有的問題。節食文化就喜歡這樣，因爲我們的不安全感和脆弱能讓他們賺進大把鈔票。

節食文化在許多方面都對我們說了謊。它告訴我們：只有苗條身材才是健康的、飢餓感是不好的、在悲傷時吃東西是不對的、食物有「好食物」和「壞食物」之分、我們必須運動以減輕體重、我們的身材還不夠好。這些概念透過電視螢幕和社群媒體應用程式在全球各地不斷放送。節食文化告訴我們，我們的身體健康決定了自己的價值，而如果我們不夠健康，一定都是我們自己的錯。

節食文化錯了。

在這本書中，我將會談論我們接觸過的各種健康和營養相關謊言，並說明相信這些謊言如何造成與預期相反的結果：讓我們比之前更不健康。這些謊言讓我們變得不愛食物，讓食物變得不再是值得慶祝的事情。對許多人來說，食物成了日常的焦慮來源，也成了需要對抗的對象。

對，我是一位營養學家，我的工作就是幫助人們過上健康的生活，但我在診所中看到的現象讓我感到又悲傷又擔心。營養學固然非常重要，現在卻被過度放大和扭曲。就連「好食物」一詞，原本是被用來形容滿桌的豐盛美食，現在卻用於完全不同的東西上；現在的「好食物」不再形容享受美食的樂趣，而是指由飲食選擇所造就的健康狀態。

營養學並沒有發明進食的是非道德觀念，只是詳述了這種概念；營養學僅僅描繪了當下食物和樂趣之間的關係。食物本該是令人愉悅的，這深深地刻畫在我們的基因之內。食物不僅僅是讓我們得以生存下去的營養成分，健康也不僅僅是我們吃下肚的食物。是時候該提醒我們自己這一點，找回被節食文化所奪走的樂趣。

第一章參考資料：

- Contois, E.J. (2015). ‘Guilt-free and sinfully delicious: a contemporary theology of weight loss dieting’. Fat Studies, 4(2):112–26.
- Rozin, P. (1996). ‘Towards a psychology of food and eating: From motivation to module to model to marker, morality, meaning, and metaphor’. Current Directions in Psychological Science, 5(1):18–24.
- Levinovitz, A. (2015). The Gluten Lie: and other myths about what you eat. Simon and Schuster.
- Gough, B. (2007). ‘“Real men don’t diet”: An analysis of contemporary newspaper representations of men, food and health’. Social Science & Medicine, 64(2):326–37.

第二章

體重與健康

「精神錯亂就是一再重複做同樣事情，還期待有不同結果。」

——艾伯特．愛因斯坦

（Albert Einstein）沒有這樣說*

---

* 雖然普遍認爲這句話出自於艾伯特．愛因斯坦，卻從未有紀錄顯示他曾說過這句話，也已經確定並非他所言。但不可否認，這句話仍是一句經典佳句。（全書以＊標示的注解，皆爲作者注，以①標示的則爲譯注。）

承認吧，公共衛生的「肥胖之戰」成果並沒有想像中的那麼成功。即便全國上下不斷地進行節食再節食，國民肥胖程度依然不斷攀升，爲什麼會這樣？

預防及應對肥胖的宣導活動通常把重心歸咎於個人責任。如果你想讓人不要變得過胖，特別強調體重好像也沒什麼不對？但事實並非如此，我們是被誤導而如此相信的，而實際情況還要更複雜一點。

事情看起來似乎很簡單：如果體重超重，就代表你不健康，也代表你需要節制飲食並減重。這成了我們當代社會根深蒂固的基本教條，幾乎沒有人會去質疑。但現在我覺得該來質疑一下了，這教條有個名字，被稱爲「標準體重建立方法」：

標準體重建立方法的主要假設如下：

1. 體重過重會導致生病和早逝。
2. 如果想變得更健康，就需要減重，這也是最佳治療辦法。
3. 治療重點在於體重，而減重不會有負面效果。

儘管標準體重建立方法已經十分普遍，而且在關乎健康、醫療保健以及朋友之間的節食對話中隨處可見，但以各方面證據來看，卻不支持這種方法，因爲既沒有效果，也違反道德倫理。讓我們來仔細檢驗以上每一條假設，並看看背後龐大的證據，應該會讓我們不得不徹底重新思考體重和健康之間的關係。

1. 體重過重會導致生病和早逝。

這裡的假設是，如果你的體重越重，患有各種疾病的機率就越高，早逝的風險也越高。但這個假設甚至更進一步暗示，體重超重就是導致疾病和死亡的原因。

我們之所以在研究過程中測量體重，不是因爲體重能精確反映健康狀態，而僅僅是因爲體重數據容易測量，無需以侵入式方法測試血液，不需要特殊器具，也比較容易追蹤長時間下來數據的改變。只要再加上身高，我們就獲得了用來衡量健康最常用的工具：身體質量指數，又稱ＢＭＩ指數。

ＢＭＩ指數＝體重（kg）／身高（m）^{2}

簡單提醒一下BMI指數分類標準⑧爲：

「過輕」：BMI小於18.5

「正常」：BMI介於18.5至25

「過重」：BMI介於25至30

「肥胖」：BMI介於30至35

「嚴重肥胖」：BMI大於35

BMI指數有著許多問題，雖然在評估大規模人口的健康時顯得十分實用又有趣，但這項指數原本並非針對個人使用而設計。世界上所有人的身體重量並非都是一樣的，但BMI指數卻如此假設。最常被拿來舉例的是橄欖球選手，他們的肌肉量通常很多，導致他們被歸類到「過重」的分類中，即使他們的體脂肪比例並不高。這只是個說明BMI指數缺點的簡單例子，也被廣泛大眾所接受，但仍有人認爲這些人並不健康。那麼如果有人不是因爲肌肉組織，而是因爲脂肪組織過多才被歸類到「過重」分類呢？即使是這樣，事情也沒那麼簡單，還是要依脂肪的位置而定。在身體主要軀幹部分累積的大量脂肪細胞，比其他部位的脂肪更爲有害，這種脂肪被稱爲內臟脂肪，包覆在體內器官周圍；與之相反的是皮下脂肪，位於皮膚下面。

我不否認ＢＭＩ指數數值的增加可能和各種疾病有所關聯，但通常不會是患病原因，而且各項研究之中也有許多未被修正的混淆變因，包括運動、營養攝取和壓力等生活習慣以及社經因素和遺傳基因等。我們不能斷言體重過重會導致許多疾病產生。

說到死亡率，事情就變得更有趣了。這項假設中提到「肥胖」族群比「過重」族群更容易早逝，而「過重」族群則有可能比「正常」族群早逝。然而，事實並非如此。早逝的最高風險落在體重「過輕」和「極度嚴重肥胖」族群，風險最低的則是「正常」和「過重」族群。沒錯，如果你的體重落在「過重」族群，並不代表你的早逝風險比「正常」族群更高[1]。事實上，在分析過全世界將近三百萬名成人資料後所得出的結論是，相較於「正常」族群，體重落在「過重」族群的人的早逝風險其實更低。你覺得這個結果令

⑧ 此處爲國際之間使用的ＢＭＩ指數標準分類。臺灣衛福部公布的臺灣成人肥胖標準爲：ＢＭＩ小於18.5爲過輕，ＢＭＩ介於18.5至24之間爲正常體重，ＢＭＩ介於24至27之間爲過重，ＢＭＩ大於或等於27即爲肥胖。

人驚訝嗎？的確應該驚訝。

「肥胖謬論」一詞的來源是因爲在第二型糖尿病、高血壓及心血管疾病等疾病中，肥胖反而和更高的存活率有關係，過重的年長人士也活得比其他同年紀的人更久[2]。

有許多因素都會影響健康情況，而體重只是其中一個微小的因素。透過體重判定一個人的健康，就好比手上只拿著一塊拼圖，就去猜測整張拼圖的模樣。

2. 如果想變得更健康，就需要減重，這也是最佳治療辦法。

節食產業提供了各式各樣的產品：書籍、DVD、雜誌、營養食品、特殊食物、訂閱計畫等等。如果要你現在想出一種節食方式，你腦海中最先浮現的是什麼？是慧優體和瘦身世界提供的飲食方式，還是高麗菜湯飲食法？

我們可以這麼說：節食是一種有著「可以被打破的固定規則」的任意飲食方式，凡是叫你列出禁吃食物清單的都是節食方式的一種。節食方式會告訴你什麼時候吃、吃什麼，還有該吃多少。只要有規則須遵循、只要你有可能「搞砸」規則、只要你必須依循計畫吃飯或者必須計算或追蹤任何數字，都算是節食方式。就算某個流派可能不願承認自己是節食方式的一種，反而自稱爲「生活方式」（例如：「淨化飲食」或舊石器時代飲食），這仍改變不了它們就是節食方法的事實。

節食產業仰仗把「體重增加」視爲個人責任的框架，並提供減重產品和減重計畫當作解決問題的方式。在我寫這本書的此時此刻，全球節食產業產值估計爲一千六百八十九億五千萬美元：其中七百零三億來自美國（單單慧優體就占了十五億產值），而其中二十億歐元來自英國。

節食產業的整體商業模式就建立在「節食失敗」之上，整個產業因此而獲得了巨大的利益，因爲節食失敗代表著回頭客戶及更多利潤。這聽起來很諷刺，但仔細深思卻又合乎邏輯：如果有任何一種節食方式能夠百分之百成功，每個人自然而然都會去實行，並獲得成功，那這一切就結束了。然而，現實世界卻不是這樣；在現實中，你會先進行十二週計畫（或者視計畫訂定的時間而定）、在剛開始時就減掉一點（或很多）體重、掙扎著維持減下來的體重，然後放棄，因爲你沒辦法繼續遵守那些不得不遵守的規則，最後又回到原點。你會感到沮喪、丟臉，而且他們會讓你覺得這一切都是你的錯。

現在，你大概在想：「但我知道有人／看過文章寫說有人／我自己按照 X 計畫做，瘦了X公斤，而且現在還沒復胖！」那很好啊，但這只是其中一個案例；而且就算你知道某個人實行某個方法有效，那也不代表大部分人都能獲得同樣的成果。想要得出某個方法「有效」的結論，不是單單幾個案例就能判斷的。如果有一種藥物對你有效，卻有著高達八成的失敗率，你還會認爲這種藥物對普羅大眾來說是有效的嗎？不會。那麼不管你信不信，這個機率就是節食的失敗機率。

只要看看數據，你就會好奇爲什麼人們還要白費力氣在節食上：

＊雖然許多介入方式在短期內能夠造成體重下降，研究顯示，僅不到兩成民眾能在一年後還維持相同的體重[3]，兩年後的比例更少。更重要的是，那兩成能夠維持體重的人會定期測量體重、每天運動一小時左右，並且吃著經過謹慎測量的低卡路里餐，在週末也沒有放縱的餘地。這聽起來開心嗎？

＊在這群能夠維持體重的人之中，有四分之一的人承認他們感到壓力很大、心情憂鬱，也不滿意自己的減重成果。

＊美國的婦女健康關懷研究（Women's Health Initiative, WHI）所進行的規模最大、歷

時最長的減重實驗中發現，在追蹤七年半後，有超過兩萬名女性的平均體重和一開始並沒有什麼差別[4]。

＊專家研判，「受試者在試後一年內就會重新增回三分之一到三分之二的體重，幾乎所有人都在試後五年內就增回原本體重」[5]。

＊除了沒有成功減重的人以外，有三分之一到三分之二的節食者最後增加的體重反而比節食減去的重量還多，所以最後體重反而上升[6]。

＊試後兩年，當初嘗試節食的人的體重反而比之前更重[7]。

＊由家長強迫進行節食或嚴格控制食量的孩子，更有可能在沒有飢餓感時也吃進與平時相同的食物量，因此變得過重[8]。

更有可能的是，現實世界中的數據會比這些研究結果更爲令人沮喪。減重相關研究通常有著較高的實驗退出率（人們更容易因爲覺得這種節食方式無效或是無法遵守規則而退出），而這些退出者的數據不會包含在最終分析之中，代表有許多節食失敗的人數並未計算在最終研究結果內。自然地，這讓節食的結果看起來更成功，因爲留到最後的受試者通常是最有成效的節食者，因而讓研究結果看起來更爲漂亮。減重研究的受試者與醫療保健專家的交流頻率通常也比在家減重的一般人還高，每隔幾週就能和營養學家見面是個更大的激勵誘因，受試者也能向他們諮詢或提問。大部分人會選擇在家自行嘗試節食方式，或是付費參加盈利減重計畫。而在這些計畫之中，只有極少數計畫會公布他們的成果，通常是以分享個人見證案例爲主。但根據我們所做的有限研究顯示，其中效果最好的是在減重兩年後減掉了身體重量的三・二%[9]。是不是覺得沒什麼好驚訝的？我也這樣覺得。

除此之外，你還必須考量到出版偏誤的問題：科學期刊通常傾向刊登成效較爲顯著的研究，而非沒有明顯效果的研究。

在工作場合和學校舉辦的減重計畫也同樣成效不彰。儘管許多學校看似對學生日漸增加的腰圍感到憂心，卻很少有學校實際去評估，飲食的改變能爲學生體重帶來多大的影響；就算有學校眞的進行評估，所獲結果也不樂觀，因爲鼓勵學生減少攝取碳酸飲料這類的簡單政策幾乎毫無效果[10]。由於缺乏這個領域的相關研究，許多人到現在仍舊認爲學校政策十分有效，因爲沒有任何公開的證據來證明其無效。但是我們仍不斷聽到「兒童肥胖率持續成長」等報導。同樣地，參與公司減重計畫的員工平均只比未參與計畫的員工瘦了三磅（一．三六公斤）[11]，這還是參與一年計畫後的成果。在四年之後，兩者的體重毫無差異。這樣的結果同樣一點也不令人驚訝。

當研究人員深入調查減重對健康與死亡率的影響時，他們得到的結論是：健康而肥胖的人減重反而會提高死亡風險，和大眾所預期的風險降低是相反的。他們建議，減重只適合那些患有肥胖相關疾病（如第二型糖尿病）的人[12]。但在這裡我覺得該提醒大家一下，整體健康所需考量的不僅只有簡單的死亡風險，也不該只考慮第二型糖尿病或心血管疾病。以整體人口來看（以英國、美國、歐洲或澳洲爲例），這些疾病誠然是影響健康和死亡率的主要因素，但這項研究卻沒有將更多次要因素納入考量，例如骨關節炎（osteoarthritis）和睡眠窒息症（sleep apnoea）（兩者皆已知與體重有關），雖然這些次要因素不會致死，卻仍會影響人體健康。

認定「體重管理機構爲公共健康事務一環」的一項科學文獻詳細分析曾做出結論，認爲「體重管理相關的營養學文獻不符合以實證爲主的醫學標準」[13]，這樣的說法還真是令人無法反駁。研究人員誇大引用文獻結論時有所聞，而且參考文獻也會相互參考來參考去，沒有正確地引用最初的來源文獻。「減重是好事」，此一假設如此根深蒂固，甚至讓許多研究者覺得不需要去探討自己爲什麼會假設這樣的結果。但在科學研究中，你通常需要驗證一切；那爲何減重能夠免於驗證？

採用短期減重介入方法的研究（長達六個月）通常能在膽固醇和血壓等健康指標上取得成效，但無法判斷這些短期成果是因爲減重的關係，還是行爲上的改變所造成的。這聽起來可能不太重要，但我們必須釐清兩者，了解到底是什麼爲我們帶來益處。儘管這點眞的很難驗證，但有個現成的好例子：抽脂。抽脂是一種減輕體重卻又沒有改變行爲的例子，而儘管體重明顯大幅減輕（畢竟這些重量眞的被吸出了身體），之後測量的血壓、三酸甘油酯和膽固醇等健康指標卻沒有改變。因此可得知，當體重減輕卻沒有改變行爲，在新陳代謝方面就不會有進步。再看看第二型糖尿病的相關研究，短短幾天內就可看到血糖控制的成果，遠早於受試者體重明顯改變的時機。這證明了對整體健康有正面影響效果的，正是行爲上的改變。

我們需要捫心自問的另一個重要問題是，爲什麼節食在短期內有效，長期下來卻沒有效？最重要的是：爲什麼節食會失敗？我們能將百分之八十的節食失敗率簡單歸咎於缺乏意志力嗎？當然不行。你可能會驚訝地發現，你的身體並不希望你減輕體重。人體有著強烈的生物系統，會針對熱量攝取量減少做出回應，像是降低新陳代謝、增加飢餓程度，以及增加與食物相關的思緒，讓食物看起來更爲可口。從根本上來說，節食的每一步都是在與你的身體和生物系統相互抗衡。

有證據顯示，體重在任何時候都會受到生物系統的控制，而我們每一個人都有身體習慣的「設定點」[14]。這個設定點是因應基因以及適應環境後的結果；當我們試圖脫離這個設定點時，身體便會調整代謝功能、食物攝取和能量消耗等機制，以維持並保護這個設定點。你的設定點不會是一個精確的數字，而是一個身體感到滿意的小範圍體重。你現在大概想問：「那體重爲什麼這麼容易增加，卻不容易減輕？」消耗熱量（主要透過行動來消耗）會刺激食慾增加以彌補額外消耗的熱量，重新取得熱量平衡。但相反情形卻不會發生：如果增加熱量的攝取，你不會自動地多加活動以消耗過多的熱量。這樣看來，設定點的標準並不對稱，而這也解釋了爲什麼這麼容易增加減掉的體重，卻很難減掉增加的體重。比起應對體重增加的機制，身體應對體重減輕的機制效率似乎更高。從演化的角度來看，這也很有道理：避免體重下降是一種防禦機制，以確保我們在缺乏食物時不會感到飢腸轆轆；而在食物充足時，我們（以過往歷史來看）會想要盡可能地多吃，爲艱困的時刻儲存體重。當然，現代環境有了劇烈改變，我們很幸運地能活在一個食物缺稀情況非常少見的社會之中；相反地，我們時刻都能享受源源不絕的食物。這種不完美的身體控制機制和我們現在的生活方式相互矛盾，但這不代表體重增加就是我們的錯，體重增加仍源自於外在因素。如果我們吃下毫無限制的健康均衡飲食，再加上適當的運動，通常能將體重維持在設定點的範圍內。但當我們節食時，生物系統就會開啓防禦機制，甚至其後一年間仍然活躍不止[14]。這項理論當然還不夠完善，因爲尚未考慮到其他影響人類行爲的因素。但我發現，每當我向客戶解釋這個概念，他們都認爲很有道理。

各種節食方式通常都含有刻意讓你卡路里攝取量不足的規則，這代表你的熱量攝取量會低於消耗量，從而減輕體重。無論是哪一種規則，尤其是規定每天只能攝取八百到一千卡熱量的規則，你吃的熱量都比身體每日基礎代謝熱量還少，而身體不喜歡這樣。你的身體想當然地無法了解非刻意挨餓和嚴格節食（你也可以說是自願挨餓）之間的差異，它並沒有那麼聰明。因此，它的反應會是一樣的：降低新陳代謝並增加飢餓荷爾蒙。接著可能會有兩種結果：不是你無視與時俱增的飢餓感（常見於神經性厭食症案例），身體最終放棄並停止產生飢餓荷爾蒙以節省能量；就是你無力抵抗這些強力的信號，開始暴飲暴食，並因爲無法堅守節食規則而產生罪惡感或羞恥感。就算有人設法無視他們的生物訊號，成功減輕體重並持續維持，爲達目的而進行的嚴格節食也會增加罹患飲食障礙的風險，尤其是暴食症，因爲節食結束後幾乎都難免會暴飲暴食。而相關研究（我相信還有你的自身經驗）也支持這項論點：嚴格的節食通常會被隨後的暴飲暴食打破，甚至在沒有飢餓感時也會大吃[15]。你會節食、限制自己，然後暴飲暴食，接著自責不已，然後又再次節食，不停重複這樣的循環。

正如前面所述，體重減輕會導致代謝率下降，讓你更難維持降下來的體重。因此，比起透過節食降低BMI指數且持續維持體重的人，有著相同BMI數值卻從未節食過的人能夠代謝更多的卡路里[16]。

值得記住的是，這樣的代謝與荷爾蒙的改變在減重後甚至會持續整整一年：增加的飢餓感和飢餓荷爾蒙在一年後也會持續出現，而飽足荷爾蒙則會減少[17]。這不僅和減重後下降的代謝率相符合，也有人指出，這解釋了爲什麼大多數人最後體重都會回彈。

減重失敗後所獲得的挫敗感將責任全部推到了個人身上。我們會說「我失敗了」、「我又重蹈覆轍了」或是「我該回到正軌上」。但當節食這個概念本身就有錯時，我們還應該怪罪自己嗎？

除了體內生物機制以外，還有許多其他因素會影響體重，像是我們的食物環境、基因、社經因素、花費在食物上的預算、花費在準備食物上的時間、你能使用的廚具、你的廚藝高低、服用的藥物、心理因素……等一長串原因。整體來說，身體能夠自由改變體重的程度相當有限；而過度把「健康體重」當成關鍵，容易讓人們在減重失敗後感到絕望，因爲這可能會讓人覺得改變生活方式是徒勞無功，然而事實絕非如此。

對節食的大多數人來說，永久減重成功並不常見。但就算體重維持不變，人們還是可以因爲生活習慣改變而獲得益處並變得更健康，現有研究也支持這個說法。即使體重沒有變化，改變生活習慣也能改善血壓、血脂和胰島素敏感性[18]。

當研究人員在研究不抽煙、運動、適量飲酒、每天吃進五份蔬果等四項健康促進行爲對英國整體死亡率的影響時，完全做到這四項行爲的人早逝風險大幅降低，相當於比完全沒做到這四項的人多活了十四年。而這項結果也不受ＢＭＩ指數的影響[19]。

同樣在美國，當人們達成這四項健康促進行爲時，無論ＢＭＩ指數爲何，死亡風險都是一樣的[20]。這些研究結果加強了健康生活習慣和降低死亡風險之間的正向關聯，同時還不受ＢＭＩ指數的影響。這項發現非常重要，因爲這代表健康促進行爲能幫助所有人（而不僅是體型龐大的族群）改善健康，也爲健康重於體重的概念提供了理論基礎。當然，在從事這些行爲時，某些人可能會減輕體重；而雖然有些人的體重不變，卻不能否認這些行爲所帶來的益處，也值得我們認眞看待。同樣地，ＢＭＩ指數較低的族群可能會認爲遵守這些行爲沒那麼重要，因爲他們的體重很「健康」；但實際上，從事這些行爲仍然能爲他們的健康帶來明顯改善。

這些研究所採集的樣本數，加起來總共將近十萬人，這個數字還挺驚人的。

那爲什麼絕大部分的人，包括醫療保健專家，仍然推崇以減重爲目標的論述，甚至認爲這樣的目標能成功達成呢？許多證明長期減重無法成功的相關研究一再重複出現，不僅發布於知名期刊，也透過媒體向大眾宣傳。爲什麼我們就是不聽呢？

那是因爲人們都喜歡簡單的論述和簡單的解決方案。許多醫療保健專家都投入研究體重管理方式，這也成了他們經營的業務項目之一，而他們的工作環境也認爲「少吃點、多動點，很簡單」這樣的概念很正常[21]。這個概念聽起來雖然十分誘人，卻不是眞的；要是眞有這麼簡單，這個世界早就沒有胖子了。此外，也因爲減重和節食產業十分興盛，如果減重那麼簡單，那整個產業就沒有其存在的必要性了。但就因爲這是個龐大的產業，減重廣告貼得到處都是，向大眾呈現少數人的成功故事（或是那些在十二週內減重成功、尚未復胖的人，但這不會出現在廣告上）。減重計畫做出不切實際的大膽宣言，我們卻將訊息內化、信以爲眞，只因我們打從心底想要相信。在減重廣告中處處可見的「改變前」和「改變後」的照片，不僅是個人改頭換面過程重要的一環，也以過去和現在付出的代價，美化了未來的無限可能性[22]。這鼓勵著人們爲了未來暫時停下現在的生活，創造了一種進步無可避免的幻覺，讓你覺得成功就在不遠處。

我們當然會想相信這種可能性，因爲在我們的社會之中，肥胖的身軀就是不好的身材，苗條的身軀才是好身材。標準體重建立方法所宣揚的理念是體重較重的人不僅不健康，也是社會經濟的負擔，而且體重可以由個人所控制，因此，如果某個人很胖，是因爲他沒有努力變得更健康。根據目前掌握的證據，我想我們都同意這過於簡化了健康的概念。

預見肥胖模式*涵蓋了超過一百個肥胖因素以及超過三百種相互連結作用，形成了複雜的作用網絡。如果把這也納入考量，我們是不是該驚訝政府政策怎麼會如此過於簡化，所以才不大有效？我可不怎麼驚訝。只要把責任完全歸到個人頭上，就能藉此怪罪或懲罰那些選擇被認爲不健康或不夠好的人。我們把錯全怪到個人頭上，而我們也即將看到這麼做所帶來的意想不到的後果。

3. 治療重點在於體重，而減重不會有負面效果。

前面已經稍微提過減重可能會帶來的負面心理影響，例如自尊心低落或身體意象問題。如果把身體外型和尺寸視爲最重要的東西，可能會刺激人們不擇手段達成「理想、健康」的體重，甚至會仰賴一些近似於飲食障礙的行爲，如催吐或絕食來達成目的。但這些行爲都會被隱藏起來，而別人也可能會稱讚這些人「努力試著健康生活」，即使他們的方式遠遠稱不上健康。無論如何，減重所帶來的負面效應可能比上述情形更爲嚴重。

以體重爲重心的減肥方式可能會導致「假陰性反應」（因爲體重「正常」而誤診爲健康狀態）以及「假陽性反應」（誤診體型較大的病患狀態爲不健康，需要減重）。無論病

* 預見肥胖模式（Foresight obesity model）是一張路徑圖，檢視所有可能影響體重的因素，例如生物學因素、醫療因素、食物因素及心理因素等。

人的BMI指數爲何，這兩種誤診都有可能爲人們帶來風險。

節食也有幾項爲人熟知的生理副作用。其中之一就是骨質減少，這會增加骨質疏鬆的風險。因爲進行嚴格控制卡路里飲食的人，所獲取的營養成分不太可能達到日常所需的分量，其中也包括了鈣質等骨頭所需的重要養分。節食也可能會增加慢性壓力和皮脂醇的產生（壓力荷爾蒙），進而提高生病的風險。最後，我們都知道節食很有可能導致未來體重增加[2]。

節食失敗通常也會伴隨著體重反覆，又稱爲「溜溜球效應」：體重定期上升、下降、上升、下降的循環。根據研究顯示，體重循環和幾項負面健康結果有關，例如：早逝風險、肌肉流失、高血壓、慢性發炎、心血管疾病、中風、糖尿病及部分癌症等[23-25]。更値得注意的是，體重反覆也和幾項負面心理後果有所關聯，像是憂鬱、焦慮、活動量降低、暴飲暴食和自尊心低落等。

綜觀全世界，人們對體型較爲龐大族群的刻板印象常常是懶惰、缺乏意志力、無能、缺乏吸引力，並且需要爲他們自己的體重負責。我想我們幾乎所有人都會舉手承認，當我們看到體型較胖的人時，心中都曾飄過這些想法，特別是體型較胖的人在公開場合吃東西的時候。一提到節食和以體重爲重心的減肥方式時，最大也最常被忽略的副作用就是體重污名（weight stigma）。體重污名包括與體重相關的嘲諷話語、霸凌、騷擾、暴力、敵意、排擠以及減重壓力，或是叫你搭飛機時要買兩張票，這類稱爲「微歧視」（microaggression）的種種污名化方式。近年來，體重歧視的嚴重程度日漸增加，幾乎和種族與性別歧視的嚴重程度相差無幾[26]。

體重偏見也是體現社會不公的一例，體型較龐大族群所受到的待遇和體型較小族群並不相同。這種情況常發生在大眾運輸系統、醫療保健、員工僱用以及教育等領域，這也是所謂「纖瘦特權」（thin privilege）的其中一例。體型瘦小的人可能和體型龐大的人一樣，內心都對自己的身材感到不滿，但他們遠不像體型龐大的人那樣受到嚴重的社會偏見歧視，這就是其中的關鍵差異。

有個特定的例子就發生在醫療保健領域中。當體型龐大的病人接受診療時，無論他們的病狀是否與體重相關，醫療人員通常會先進行體重相關的評估。而當減重成爲優先衡量的目標時，也會影響醫療保健專業人員對體重和健康的想法。根據紀錄顯示，無論是營養師、醫師、護理師和心理學家，都會受到體重偏見的影響。舉例來說，即使心理病例一模一樣，心理學家會認爲相較於苗條的病人，肥胖的病人病狀會更爲嚴重、預後情況也更糟

[27]。而值得特別注意的是，在一份針對即將成爲營養師、醫師、護理師及營養學家的實習生們所做的評估中發現，九八%的人有某種程度的肥胖恐懼症（fatphobia），也對體型龐大的人抱有負面態度[28]。這些人都是未來的醫療保健專業人才，將會治療我們可能面對的任何病症。他們抱有這樣的偏見令人完全無法接受，因爲病人在向抱持體重偏見的醫療人士尋求治療時，可能會怯於向他們求助或諮詢，尤其是與體重方面無關的問題。

當醫療專家開出減重這樣的處方並追求「健康體重」時，事實上就助長了「世上合理且理想的美學定義只有一種」這樣的社會訊息：女性要苗條、男性要結實。把這些想法內化的行爲，就有可能與羞恥、對身體意象的不滿、飲食障礙、身體意象異常症（body dysmorphia）和肌肉上癮（muscle dysmorphia）等疾患脫不了關係[29-30]。我們也不能忘了，肥胖和飲食障礙兩者並不相斥，兩者可以共存，實際上也有共存案例，而這兩者也有相同的風險因子存在。

曾經歷過嚴重體重偏見且將這些偏見內化的人，顯然更有可能患有代謝症候群（metabolic syndrome）——這是一種集結了高血壓和膽固醇含量異常等各種病狀的患症[31]。患有代謝症候群的人，罹患心血管疾病的風險是一般人的兩倍，罹患第二型糖尿病的風險則比一般人高出五倍[32]。也有可能是這些患有代謝症候群的人經常要面對醫療保健人員的污名化，因爲他們對醫療健保的需求比一般人多，增加了受到侮辱的機會，進而提高他們將這些污名內化的可能性。所以影響過程也可能反過來，很難判斷。但無論如何，這都是一個問題。

體重污名是引發慢性壓力的其中一項因素，可能會導致身體產生對壓力的反應。這會讓血壓升高並增加皮脂醇反應，導致食慾增加與暴飲暴食。體重污名也可能增加憂鬱、躁鬱、對身體意象不滿和自尊心低落的風險；如果遭受體重污名的話，早逝的風險會增加百分之五十以上[33]。

眾人一再地認爲體重污名和健康成果及健康行爲無關，不會相互影響。然而無論是大人或小孩，在經歷過體重污名後，他們從事體能活動或進行健康均衡飲食等健康行爲的機率會降低；體重污名也會降低生活品質，干擾他們試圖減重並改善健康的努力，通常反而會導致體重增加[34]。

在青少年族群中，遭受過體重相關嘲諷的青少年顯然有更高機率進行不健康的飲食行爲，像是禁食、催吐或暴飲暴食[35]；無論少年或少女皆是如此，也無論評論是來自於家人還是朋友。在成年人方面，不斷有研究顯示節食、暴飲暴食、情緒性進食甚至飲食障礙等飲食行為，通常和體重污名有所關聯[36]。尤其在減重營中，污名通常和暴飲暴食、更為極端的禁食和催吐等體重控制行為有關。一般而言，一個人在一天之中所經歷的體重污名越多，就越會缺乏進行節食和減重的動機。若是在日常生活中遭受體重污名，可能會對人們的減肥意志和飲食行為帶來負面影響。

受到體重污名的影響，在行為上的後果重要性不亞於生理後果，因為可能會產生和原本目的相反的效應：長此以往，受到污名的人越來越不可能減重，也越有可能增加體重[36]。除此之外，體重污名的言語相較於體重本身，實際上更有可能引發健康相關的負面結果，像是體重增加等。

「文明病」⑨一詞中，也包含肥胖的病狀，但這卻不盡然正確。因為除了生活型態之外，還有許多其他已知因素會影響肥胖症狀，像是基因、環境影響以及外部人為控制因素等等。社會上健康情況最糟的一群人，同時也是社經地位最低的一群，他們對自己的生活和生活型態所能掌握的控制權最少[37]。儘管如此，目前的公共健康所傳遞的訊息還是太過專注於我們個人能夠掌控的因素，忽視了影響範圍更廣的社會文化及經濟條件，同樣也主宰了大部分人的生活經驗、選擇和機會。

不只有人與人之間的體重污名會帶來有害影響，把重心放在體重上的公共衛生政策也會。將重心放在體重上的政策是根據有限的研究證據而制定，因此忽略了問題根源，只注重最後的結果：體重。他們告訴民眾，體重應該受到我們的重視，但這些政策可能會導致人們對身體意象不滿、飲食障礙、歧視，甚至會因飲食障礙或手術併發症而死亡，或者是因爲霸凌等因素而造成受害者自殺的結果[38]。

根據文獻顯示，比起「體型較胖」（fat）一詞，「肥胖」（obese）這個詞帶給人們的侮辱感更大，這也是爲什麼我盡量在本書中使用「體型較胖」或「體型較爲龐大的族群」等詞語。我拒絕使用過度醫學化的語言，以免這些人對自己抱有不必要的厭惡感。在英國國家健康與照顧卓越研究院＊所頒布的指引中，雖然提醒了醫療保健專業人員應小心使用

⑨ 文明病（lifestyle diseases）又稱生活型態疾病，通常是人類社會變得更工業化、人們活得更長壽後，變得較常出現的疾病，包括阿茲海默症、第二型糖尿病、心臟病、中風和肥胖等。

＊ 英國國家健康與照顧卓越研究院（National Institute for Health and Care Excellence, NICE）是獨立的公共機構，提供國家指引和建議，以改善英格蘭的健康與社會照護，並於威爾斯、蘇格蘭及北愛爾蘭地區提供部分服務。

詞彙，卻忽略了這一點[39]。當人們看到肥胖相關的公共衛生宣傳活動時，較不喜歡看到具有侮辱性質的訊息，也會因此不想遵守宣導的訊息。但若是宣傳的訊息專注在健康行爲上，並且沒有提到「肥胖」字眼，會給人比較正面的感覺及動機[40]。

我不敢自稱爲公共衛生專家，但很明顯地，我們需要重新設計策略，思考如何將健康資訊傳遞給大眾。如果有明確證據證明現在傳遞訊息的方式（也就是專注於體重和減重）並沒有效，那就該將重心再次放在健康以及健康行爲上。公共衛生的資訊應該專注於大眾的健康與健全上，而不只是強調降低部分族群的體重。

我們已經看到，只要遵循四項簡單的健康促進行爲，就能讓所有人降低死亡風險，無論他們的BMI指數是多少[20]。如果公共衛生的資訊以一視同仁的態度宣導健康促進行爲，並鼓勵各種體型的人們從事這樣的行爲，那他們所要傳遞的東西將會更有效也更能深入人心，而不是具污辱性質、毫無助益的宣導口號如「肥胖導致癌症」，不僅觀念錯誤（因爲只是有所影響、並非導致癌症的成因），在改變人們的行爲上也毫無幫助。

預防體重偏見的介入方法包括立法禁止體重歧視、在媒體上呈現體型龐大族群的正面形象（而不是「搞笑朋友」的角色，或讓角色的重心全部放在減重上），或是在學校內提供相關計畫，幫助學生了解正面身體意象、多元化的身體意象，以及對體重偏見的認知與預防。

總而言之，利用體重偏見作為公共衛生政策表述「肥胖疫情」的策略不能視為正確的手段。無論體型大小，所有人都應獲得尊重、平等和尊嚴，不受侮辱和歧視。我們在恐同（同性戀恐懼症，homophobia）及性別歧視上都已經有了重大進展，現在是時候拓展到體重歧視上了。我們不會說消滅恐同的方式是除去所有 LGBTQ+ 族群⑩；同樣地，我們也不能為了消除體重污名，就要消滅所有體重較重的人。

在體重污名這方面，無論是在工作場合、情感關係、教育環境或醫療保健場域中，體型較胖女性所遭遇的經驗比男性更為糟糕[41]。一般而言，體型較胖的女性較不容易被僱用，在工作時也受到較差的待遇，獲得的薪資也較同僚少；體型較胖的女性較不容易結婚，但體型較胖的男性則不會。較胖黑人女性的情況更糟，她們因種族歧視、厭女主義和體重污

---

⑩ LGBTQ＋是女同性戀者（Lesbian）、男同性戀者（Gay）、雙性戀者（Bisexual）以及跨性別者（Transgender）的英文首字母縮寫。Q 則代表酷兒（Queer）和／或對其性別認同有所疑惑的人（Questioning）。加號（plus）則是其他更多元的性向，例如泛性戀（Pansexuality）、無性戀（asexual）等。

名所疊加的身分交集，因而受到更爲明顯的差別待遇，大部分體重污名相關研究都著重於白人女性，但黑人女性受到體重相關歧視的比例更大。這樣一來，不僅無視了體型較胖黑人女性所遭受的經驗，也忽略了她們因此所承受的壓力。較胖的身軀在社會上已經受到了輕視，而較胖黑人的情況則更爲嚴重，因爲一般大眾對美麗的理想標準仍是苗條且白皙。

老實說，如果羞恥心能夠成爲有效的減重動機，那周遭就不會有這麼多體型龐大的人了。事實上，我們都知道這沒有效，也知道這樣做只會產生和原本目的相反的效果，還會造成額外的負面心理副作用；大家知道這件事已經有一段時間了，這並不是什麼新發現。但我們想要相信羞恥心是有效的，因爲繼續嫌棄體型較胖的人是件比較容易的事，也比較容易宣稱我們之所以對他們這麼殘忍，是因爲關心他們的健康，卻不願去承認事實：我們僅僅因爲這群人的外型就對他們抱有偏見。「我不是種族歧視，只是……」、「我不是恐同，只是……」、「我不是恐懼肥胖，只是……」，種族歧視、恐同、恐懼肥胖，所有的偏見都只依一個人的外觀來判定，肥胖恐懼症只是仍然廣泛受到人們所接受而已。

如果因肥胖而侮辱他人的人是眞的關心對方健康，那他們也應該同樣關心抽菸的人、定期吃藥的人，或是那些體重過輕或營養不足的人。到我下筆的這個時間點爲止，英國花在應對營養不足人口上的最新估計金額爲一百九十六億歐元，影響了全英國三百萬人。相較之下，全英國花在肥胖治療上的最新估計金額爲六十一億歐元，預估在二〇五〇年前會達到九十七億歐元，但這仍大幅低於花在治療營養不足上的預算。肥胖污名眞的和關心他人健康沒有太大的關係，反而僅僅只是因爲不喜歡他人的外表，就任意根據他們的體型來假設他們的健康狀況。

一切尚未絕望：進入融合式體重方法的世界

標準體重建立方法以減重爲首要目標，但有眾多證據顯示大部分人無法忍受長期減重[3,7,18]，也有證據顯示體重反覆和不良反應有關[23-25]，更有證據指明這種方法所帶來的永久污名會造成更大的傷害。

讓我們以另一個不同方式思考：融合式體重方法（weight-inclusive approach）。這個方法的假設是，無論體重爲何，只要沒有受到歧視並接受未污名化的醫療，任何人都能達到健康與健全的狀態。而在這種方法中，體重並非醫療方法或健康介入治療方法的關注重點。這種方法試圖將體重污名的影響降到最低，因此會將無法減重的責任放在治療過程上，而非個人；事實上，關注的重心會完全從體重上移開。非但不以減重爲目標，反而更專注於減重的過程，也認爲健康狀態是一種流動的狀態，而非固定狀態。

融合式體重方法還有其他幾個別名，包括：不同體型的健康方法（Health at Every Size, HAES®）或不節食方法。我再重申一次：此方法的重心不在於體重，取代而之的是，減重被放在比較不重要的順序上。這個方法鼓勵人們對自己更爲寬容，接受自己眞正的體型，並進行體能運動或均衡飲食等促進健康的行爲，以照顧自己的身心健康。不同體型的健康方法並不是說任何體型都是健康的，或者任何人在各種體型都能變得健康，這不是此種方法想表達的意義。相反地，這個方法是在鼓勵你，無論現在體型爲何，都要進行健康行爲；無論你穿XS號還是XL號，都能透過進行健康行爲而獲益。

而種種證據也顯示這種方式有所成效。依照此方法行事，能有效改善各項生理健康指標，像是血壓降低、健康促進行爲的改善、自尊心增加以及飲食障礙程度的降低。不同體型的健康方法在改善健康方面，比那些以體重爲主的方法還要成功[2]，也不會造成反效果；相較於節食、以減重爲主的方法所帶來的已知副作用，此方法成效明顯。

在一項研究中，比較了針對過胖成人女性所進行的融合式體重計畫結果與減重計畫結果。所有受試者均參加每週一次的團體治療計畫；融合式體重計畫在實施一年後獲得了較好的成果，而兩年後再次追蹤，效果也較佳[18]。融合式體重計畫組的膽固醇濃度較低、血脂濃度較低、血壓也較低——這些都是重要的生理指標。而減重組在一年後也成功減重並有各項改善，但兩年後的追蹤結果並未維持成果，受試者增回了她們減掉的體重，也沒有維持改善後的生理指標。除此之外，融合式體重計畫組在身體意象不滿程度、有意識地挨餓、飲食障礙症狀和憂鬱程度上都有所降低；而且無論體重有沒有減輕，她們的自尊心都有所提高，也更爲開心、更能和自己的身體和諧相處。

整體而言，不同體型的健康方法比起以減重爲主的方法，能夠產生更好也更爲持久的健康益處；因爲不將體重當作健康指標，人們在體重沒有變動時，較不容易感到挫敗。這樣一來，他們就更有可能專注在從事對健康有益的行爲上，比較不會因爲太過重視體重而感到挫折並放棄健康行爲。

不同體型的健康方法中的飲食方式源自於「直覺式飲食」模式。這個模式分爲十個步驟，專注於身體內在的認知，而非仰賴外在因素告訴你在什麼時候吃什麼、吃多少。這種方式不需使用手機應用程式、節食計畫或磅秤來控制飲食習慣，信號都來自於自己的身體；仔細想想，這也滿合乎邏輯的。在數百年前，我們對卡路里和熱量沒有這麼深刻的理解，不會測量自己的體重、也沒有應用程式來追蹤我們所做的一切行爲。當然，當時的飲食環境和現在有所不同，這點當然也扮演了重要角色，但當時的人類更能專心傾聽身體的聲音。從演化論的基本生存條件來看，我們的身體會「知道」需要多少食物以維持生存，這也很有道理。我們也是因爲這個原因，才會體驗到飢餓感和飽足感；身體的飢餓訊號暗示我們需要熱量，而飽足感訊號則暗示我們該停止進食了。

證據顯示，那些能夠認知並回應生理飢餓感與飽足感訊號，藉此決定自己的進食量和進食時間，也會關心食物如何影響自己身體的人，通常擁有更爲健全的健康狀態，也更能適應食物環境的變化。

當然，事情永遠都沒有那麼單純。多年的節食和忽略這些訊號有可能會磨損這些訊號，缺乏睡眠也可能打亂飢餓／飽足訊號，因爲睡眠不足可能會干擾身體的飢餓荷爾蒙濃度，尤其是瘦體素和飢餓素[42]（第九章會深入探討睡眠及其對健康的影響）。但這並不代表你無法重新學習傾聽並回應這些訊號，這是完全有可能做到的。

直覺式飲食者一向有著更好的心理健康狀態、更能欣賞自己的身體、更爲正向的情緒反應、對生活型態滿意度更高，血膽固醇濃度和血壓更爲正常，也會吃進各種不同的食物。直覺式飲食非常驚人，如果你想了解如何開始進行直覺式飲食……那你得等到本書最後一章。但我保證一定不負所望。

在對於融合式體重方法的批評中，有人擔心這種方法會鼓勵人們接受現有體型，進而讓他們完全不顧營養均衡、毫無限制地進食；再加上現在的豐盛食物環境，可能會導致體重再次增加。這樣的擔心很合理，因爲我們很難想像，要是沒有人在背後嚴厲督促，怎麼還會有人想要吃得健康。但根據研究結果顯示，事實並非如此。在所有針對不同體型健康方法的隨機對照試驗中，沒有任何結果顯示受試者體重增加；而且原先的假設是人們會吃得更糟，事實上，受試者反而擁有更好的飲食品質和進食行爲[2]，相對於長期下來會使體重增加的節食行爲，形成了直接對比。

大眾普遍相信有必要謹慎監督自己的食物攝取量以控制食慾；若沒有仔細監督，就會做出不夠營養的飲食決定或吃進過量食物。然而，飲食限制長期下來卻會導致體重增加[7]；相反地，直覺式飲食會改善營養成分攝取量並減輕飲食障礙症狀，卻與體重增加沒有多大關係[43]。

把「自我接受」與「宣揚肥胖」兩者劃上等號就完全放錯了重點，因為不僅沒有根據、造成污名，觀念也完全錯誤。鼓勵人們對現有體型感到更為開心，代表人們更有可能仔細照顧自己的身體，並從事正向的健康行為。想想你是怎麼對待你最喜歡的東西的？孩子們又是如何仔細對待自己喜歡的玩具？如果我們接受自己的身體並仔細保養照顧，而不是讓身體成為要對抗或侮辱的對象，我們會為此付出努力，以確保自己的身體健康運作。

我是個憤世嫉俗又刻薄的人，我也承認在一開始，我對這整套自我接納和自我關愛的概念沒什麼興趣，感覺很老套又做作。但如果我能放下成見，去理解整個理論背後的證據和邏輯，相信你也做得到。

融合式體重方法的目標是宣揚身心健康與自我照護的概念，而非規定運動的頻率和長度。保持活躍是為了運動所帶來的無數健康益處，而非減輕體重。這些益處是什麼？你得等到第八章才能揭曉。

融合式體重方法或許看起來很激進，但如果將之視為一條道路，最終帶來的好處會比壞處多，長久下來也更能持續進行，那也的確更合乎邏輯。

結論

總而言之，我們了解到對大部分人而言，節食和專注於減重的方式均無法長期維持，也會造成一連串嚴重的有害後果。這種方式既不合乎道德規範，也沒有效，所以我們必須重新思考探討體重的溝通方式。

我想讓你了解的重點是，體重和健康這兩者的意義其實並非我們以往被誤導而相信的那樣相似。體重不會是最重要的目標，也不是最終結果；在健康的概念中還有許多比體重更重要的東西。我們知道只要鼓勵人們從事健康行為，無論體重會不會減輕，都能改善身體健康。我們知道減重節食的成功機率很低，也很容易磨滅人的意志。當我們重視體重的同時，除了會不經意刺激飲食障礙行爲之外，也會無意識地侮辱他人的外表，而這很有可能造成與你原本目的相反的結果：導致對方體重增加，而非減少，而且還是不健康的增加。

最重要的是：你無法依據他人的體重判斷其健康狀態，所以讓我們對自己和彼此更爲寬容一點，不要單憑外表評論他人。

TEST

檢查你的體重偏見

請圈選你對以下敘述的同意／不同意程度：

	非常不同意	不同意	沒有意見	同意	非常同意
比起苗條的人，體型較胖族群的外表比較難以吸引人。	1	2	3	4	5
我永遠不會和體型較胖的人約會。	1	2	3	4	5
一般而言，體型較胖的人比苗條的人更懶惰。	1	2	3	4	5
體型較胖的人應該為他們自己的體重負責。	1	2	3	4	5
體型較胖的人在沙灘上穿泳裝很噁心。	1	2	3	4	5

你所得的總分越高，代表你對體型較胖族群的負面態度越強烈。得分越低越好；如果你的得分很高，或許你該開始著手改進。

第三章

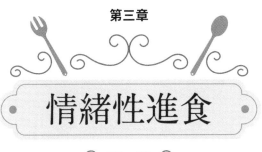

情緒性進食

「當人們在身體尚未感到飢餓時吃東西，代表食物對他們而言有其他用途，而不是把食物當作滿足身體所需的東西。他們利用食物來滿足另一種飢餓感——情緒上的飢餓感、心理上的飢餓感，或是精神上的飢餓感。」

——潔寧．羅絲（Geneen Roth）

我們都和食物有種情緒上的連結關係，這是人性的一部分。情緒性進食是利用食物讓自己心情變好的一種行爲。人類是情緒性的動物，吃東西並不僅僅是爲了滿足生理性飢餓感而已，也會利用食物來滿足我們的情感所需。一般來說，情緒性進食反映了壓力或孤獨感等負面情緒，而不是像快樂這樣的正面情緒。這是我們一出生就學習到的習慣，在嬰兒時期，我們的初次進食或餵食體驗和父母的擁抱相互連結，所以我們開始把食物與安慰及安全感劃上等號；這些早期經驗塑造了我們對於食物和情緒之間關係的理解。

如何得知自己正在情緒性進食？以下列舉幾項你或許體驗過的方式：

* 情緒性飢餓感來得突然，不會慢慢累積；感覺就像急需抓癢的癢感。
* 你會渴望吃特定食物，像是披薩或巧克力。
* 吃東西吃得心不在焉，即使沒有讓你分心的事物也會這樣。
* 你真的很想吃東西，即使你現在感到充分的飽足感。
* 情緒性飢餓感通常會讓你感到後悔、羞恥或有罪惡感。

但這些並非絕對正確的規則；如果你正專心於工作或正在看最愛的樂團表演，生理性飢餓感有時也會突然洶湧而來。你偶爾也會對特定食物有所渴望，因爲你的身體知道它想要什麼樣的養分；你可能會在晚餐後仍想吃些點心，因爲這是你培養出來的習慣，而且也有各種其他原因讓你在吃東西後會懷有罪惡感。（當然，有罪惡感不該是吃東西後的正常反應！）然而，這些例子還是可以作爲參考的準則，讓你了解情緒性進食和因生理性飢餓感而進食之間有何不同。

情緒性進食的名聲向來不太好，會被視爲軟弱、缺乏意志力或無法「控制情緒」。但我認爲我們不應這樣隨便地排斥情緒性進食，反而應該進一步了解背後來源和機制。畢竟，我們的心理及情緒健康和我們的生理健康一樣重要。

就算不說，我想大家也都清楚，快樂對我們的健康十分重要。如果我們很健康，更有可能會感到快樂；反過來也是如此，快樂對我們的健康也有著重要影響。你越快樂，代表健康的時間就有可能持續得更久。根據科學文獻顯示，不快樂通常和未來罹患心血管疾病、中風、自殺和早逝的機率有著強烈關聯。快樂的人活得更久，也擁有較爲強壯的免疫系統、循環系統及內分泌（荷爾蒙）系統；舉例來說，快樂的人比較不容易感冒，即使感冒也能較快康復[44]。

食物在我們的快樂與心理健康狀態上扮演了什麼樣的角色？回想上一次你感到悲傷、快樂、有壓力或孤單的時候，我敢打賭，其中一定有食物的身影。食物能影響我們的心情，而我們的心情也會影響食物的選擇。了解食物會對心情造成怎麼樣的影響，能幫助我們變得更快樂、更健康。

更為人熟知的一個例子就是「安慰食物」（comfort food）：這是一種能同時滿足情緒和生理所需的食物。安慰食物的存在很合理，也已有研究人員在不同背景設定下對之進行研究。每個人所認定的安慰食物各有不同，這要依我們的成長背景、文化以及成長過程的經歷而定；但所有安慰食物的相同之處，就是對我們情緒狀態所帶來的影響。食物能夠幫助我們減輕壓力、孤獨、憤怒和憂懼等負面情緒。

壓力

壓力是因為情緒上或生理上經歷的挑戰性體驗，導致身體做出相應改變，企圖重建正常或穩定狀態的過程。情緒性壓力因子，也就是我們普遍認知的壓力事件，例如經歷分手、家族成員去世或失業等。生理性壓力因子則包括飢餓、睡眠不足、嚴重疾病、高熱或低溫等。

因此，壓力體驗可能會帶來情緒上或生理上的挑戰。透過身體因應壓力而產生的荷爾蒙，壓力因此能夠改變我們的進食模式並影響食慾；而在這些荷爾蒙中最重要的是：皮脂醇、腎上腺素以及去甲基腎上腺素。

關於荷爾蒙

在我們深入了解壓力反應的重要細節之前，先來簡單介紹一下荷爾蒙。

荷爾蒙是由你體內的內分泌系統所派出的化學使者，它們會透過血管周遊全身，發送訊號給各種特定器官和組織，進而讓你的身體採取行動，像是改變血壓或做出某個行爲。每個多細胞器官都擁有荷爾蒙，它們分布在身體的每一個系統中，包括我們這裡所談論的：壓力和食慾。

＊**飢餓素（ghrelin）**：飢餓荷爾蒙，由胃產生。

＊**瘦體素（leptin）**：減輕飢餓感，由脂肪組織內細胞產生。

＊**神經肽Y（Neuropeptide Y）**：增加飢餓感並減輕焦慮感，由胃產生。

＊**胰島素（insulin）**：控制血液中的葡萄糖（即血糖）濃度，由胰臟產生。

＊**皮質醇（cortisol）**：又稱為壓力荷爾蒙。由腎上腺中的腎上腺皮質產生。

＊**腎上腺素（adrenaline, epinephrine）**：引發「戰鬥或逃跑」反應[11]的部分腺體，由腎上腺中的腎上腺髓質產生。

＊**去甲基腎上腺素（noradrenaline，又稱正腎上腺素 norepinephrine）**：引發「戰鬥或逃跑」反應的部分腺體，由腎上腺中的腎上腺髓質產生。

人體對壓力的反應受到兩條交互作用的壓力反應軸調節：下視丘─腦下垂體─腎上腺軸（hypothalamic-pituitary-adrenal, HPA）和交感神經─腎上腺髓質軸（sympathetic-adrenal medullary, SAM）。HPA軸是一種神經內分泌系統，也是腦部下視丘、腦下垂體以及腎上腺素之間的溝通路徑。在HPA軸中，壓力會刺激下視丘釋放荷爾蒙，進而刺激腦下垂體合成另一種荷爾蒙，再進一步引發腎上腺素皮質產生糖皮質素（主要為皮脂醇）。用白話文說，壓力刺激一連串的訊號從腦部傳輸到腎上腺皮質，最後導致皮脂醇的釋放。這也就是為什麼皮脂醇通常被稱為壓力荷爾蒙。

SAM軸系統則是會在應對急性壓力時啓動，刺激腎上腺素和去甲基腎上腺素荷爾蒙的釋放。這兩種荷爾蒙會提升體內能量反應，像是增加心輸出量（cardiac output）、血壓和三酸甘油脂濃度等，並將血液重新導向以增強肌肉、心臟和大腦反應。整體而言，這引發了「戰鬥或逃跑反應」。這時候，可能與這個「戰鬥或逃跑反應」競爭能量的系統如再生產系統和消化系統等，就會被抑制；代表著身體應對急性壓力的反應也包括壓抑食慾和食物攝取量。我們大概都能對這種感覺感同身受，舉例來說，你可能會發現自己在面對壓力很大的考試時，完全不會感到飢餓，但一放下筆、離開考場，你的胃就會開始咕嚕叫。我想大多數人在經歷嚴重亂流的飛機上或是晚上一個人走夜路回家時，大概也不會感

---

⑪ 戰鬥或逃跑反應（fight-or-flight response），機體經一系列的神經和腺體反應而引發應激，使軀體做好防禦、掙扎或者逃跑的準備。

到肚子餓；在這些極端壓迫的時刻（在史前時代，可能是被野生動物追逐或攻擊），壓抑食慾會對你更有幫助，不會在你需要專注面對恐懼（戰鬥）或盡速離開現場（逃跑）時讓你分心。

急性壓力也可能爲你帶來益處，藉由啓動體內反應幫你度過壓力情況，但長期的慢性壓力可能會耗損身體的調節系統。長期經歷不斷重複且無法控制的壓力可能會導致ＨＰＡ軸失調，進而影響能量平衡及飲食行爲。慢性壓力也可能會減弱身體因應對壓力而做出的有益反應，同時抑制免疫系統，導致罹患疾病的風險增加。

ＨＰＡ軸和ＳＡＭ軸這兩套系統所釋放的荷爾蒙會影響我們的食慾荷爾蒙。這兩套系統都會導致糖皮質素的釋放，其中最有名的就是皮質醇。血液中的高濃度皮質醇會增加瘦體素、飢餓素和神經肽Ｙ；瘦體素會壓抑食慾、飢餓素促進食慾，而神經肽Ｙ不但會促進食慾，還會讓我們特別想吃碳水化合物。此外，去甲基腎上腺素在承受壓力期間通常也會幫忙壓抑食慾，而皮質醇則傾向在從壓力狀態中恢復的過程中刺激食慾。這些效果看似直接相互矛盾，那麼在這一大堆的荷爾蒙漩渦中，到底哪種效果實際上會影響你這個人？

壓力改變代謝機制的方式會因每個人的生活習慣而異[45]；大約有四〇%的人在感到壓

力時會增加卡路里攝取量，另外四〇%則會減少攝取量，而大約有二〇%的人在承受壓力期間不會改變飲食習慣[46]。我們之中有超過七〇%的人在壓力大時喜歡吃零食，也比較不喜歡吃正餐。首先，造成這些個人差異的部分原因是壓力的來源、承受壓力的時間長度以及飢餓程度。較爲溫和的壓力因子似乎會導致食物攝取量增加，而較爲沈重的壓力因子則可能會降低食物攝取量。對某些人來說，壓力似乎完全沒有對他們的飲食行爲造成任何重大影響！雖然每個人的表現各有不同，但同一個人的反應似乎不會任意改變，不會這一週因壓力而吃得更多，下一週又因壓力吃得比較少。我們對於壓力的反應是一致的，所以如果你在壓力大時會吃得比較多，長期下來不太可能會有改變。

如果你承受壓力時會以吃得更多來應對，那你可能具有高壓力反應力，這代表你在面對壓力做出反應時，皮質醇增加的程度較爲強烈，導致你的食慾荷爾蒙上升、鼓勵你進食[47]。擁有高壓力反應力的人們，可能會選擇高熱量密度食物以麻痺壓力反應或減輕焦慮。由於我們生存的飲食環境中，高熱量密度食物來源穩定也容易取得，這種壓力反應頗爲合理。

雖然壓力會導致瘦體素濃度上升，讓人預期食慾會有所降低，但同時大量增加的糖皮質素似乎會降低我們對瘦體素的敏感度，代表我們需要數量更多的瘦體素，才能擁有相同反應。所以，即使體內存在著許多能夠抑制食慾的瘦體素，身體對此卻沒有反應，食慾也不會因此而降低。這可能發生在任何人身上，無論他們的ＢＭＩ指數為何[47]。

除了食物品質外，壓力也會影響我們對特定食物的偏愛和選擇。壓力讓我們傾向選擇熱量較高、較美味的食物，卻不管是否會改變我們攝取的總熱量，而這些食物通常含有高熱量和高糖分[48]，尤其是對我們特別有吸引力的點心和零食。在承受壓力時，大部分人通常會選擇具有甜味的食物[49]。

總而言之，我們可以得出結論：壓力會對我們的飲食模式帶來十分有害的影響。我們不僅更有可能吃過量、吃更多零食或吃下高糖分、高熱量食物，壓力也會導致某些人變得暴飲暴食。值得注意的是，壓力所帶來的這些影響並不限於特定性別。

高度的壓力可能會改變身體調節食慾和能量的能力，進而可能導致過度進食，因為身體會無法適時地發送訊號告訴你：「停止吃東西，我飽了」。因此長期下來，慢性壓力就會影響體重增加。高度壓力和高皮質醇濃度也會影響胰島素。正常來說，在你吃下葡萄糖（及部分蛋白質）時，胰島素會由胰臟分泌並釋放到血管中，促進細胞吸收葡萄糖並轉換成能量。這樣想好了：每一個細胞都有一道門，只有葡萄糖能進出，而胰島素就是打開那道門的鑰匙。沒有了胰島素，葡萄糖就只能待在血管內，細胞也不能將葡萄糖化爲能量。皮質醇會干擾胰島素，阻止胰臟分泌胰島素，並阻止細胞製作足夠的門讓葡萄糖進入。最後，就會缺乏鑰匙也缺乏門，這可能會產生胰島素阻抗，而這正是第二型糖尿病的前兆[47]。

之前我曾提過，人類應對壓力的反應大多能維持一致；然而，似乎有個因素能夠改變這點：節食。節食或限制飲食會引起皮質醇增加，讓你在因壓力而胃口變大時，抵抗力變得更弱。因此，如果你原本是不太會受壓力影響的人，卻決定要節食，那你在面對壓力時，可能會突然開始以過度進食作爲回應。事實上，有人認爲這就是壓力對食慾會有不同影響的原因：節食的人在面對壓力時通常會吃得更多，而沒有節食的人則不會。根據估計，面對壓力時吃得更多的族群中，有七〇%的人處於限制飲食或節食的狀態[48]。

限制飲食或許和攝取更多食物量的壓力反應有關，但在這些人之中，和情緒性進食有關的，只有因自尊受到威脅而過度進食的這種反應——這種威脅則和個人自我意象或自尊心有關。這代表了限制飲食可能會促使人們在面對壓力這樣的刺激因子時，吃進更多食物，而情緒性進食則試圖消除這種專注於自我的負面情緒。

進行節食的人通常對自己的飲食習慣有著嚴格規定，像是可以吃什麼、不能吃什麼，因此對飢餓感和飽足感的生理訊號反應較不敏銳，進而導致過度進食。有人指出，進行節食的人太過專注於維持這些限制和控制食物，卻沒有足夠的情緒能量來應付壓力因子，最終造成過度飲食的結果；又或者，他們的自我限制會因爲需要應付更爲緊急的情況（壓力）而崩潰。

人在感到壓力時，通常會選擇吃下甜點和餅乾這類食物，而這些通常也是人們在節食時會避免的「禁忌」食物。有趣的是，進行節食的人更有可能在感到壓力時吃這些食物，因爲這些通常是「不准吃」的食物。據說，他們選擇吃這些食物是爲了讓自己感覺更好[48]。這可能部分解釋了爲什麼節食是導致體重增加的危險因子，以及爲什麼節食通常會失敗。人們在描述自己的壓力反應時，通常會提到經歷短期食慾喪失，體重也可能會稍微減輕。在壓力期過後，又可能會經歷一段食慾增加的補償期，導致體重增加，有時候甚至比原先體重還重。除此之外，定期慢性壓力（就算只是一週五天也算）以及其對身體食慾訊號造成的干擾，可能會讓這種情況更加惡化。

低壓力程度和良好應對壓力情況的能力讓人能夠長期維持穩定體重，不會讓數字上下搖擺或陷入體重循環之中，而根據我們上一章的討論，後者並非一個好現象。另外值得注意的是，體重污名的經驗也算是一種壓力因子，如果定期遭受這樣的侮辱，可能會造成慢性壓力，這也支持了此一論點：體重污名並非鼓勵人們減重的正確解答。

高度壓力會增加吃下高熱量美味食物的分量，因此合理地來說，高度壓力也會影響大腦獎勵機制。啓動HPA軸會進一步啓動大腦多巴胺獎勵機制（dopamine reward system），因爲食物和食物訊號都會增加多巴胺的釋放。要注意的是，會釋放多巴胺不代表會有成癮性，影響食慾和能量平衡的荷爾蒙如瘦體素和飢餓素，也可能引發你對食物的渴望。這一點很重要，因爲這串起了高皮質醇濃度（壓力）、食慾增加以及想吃高熱量美味食物的欲望這三者之間的關聯性，進而啓動大腦的獎勵中心（因而讓你感覺更好）。這些食物會在腦內產生反應，幫助HPA軸鎮定，進而降低體內的壓力反應[50]。因此，從生物化學的角度來看，消耗這類食物事實上還能降低壓力，眞令人驚訝！

慢性壓力通常也伴隨著其他情緒，例如焦慮、憂鬱、憤怒、冷淡以及孤獨感。超美味的高熱量食物可以當作「安慰食物」，是一種自我藥物治療的方式，以減輕上述這些痛苦的感受。這也爲原本偏向生理學性質的情緒性進食論述，增添了一絲額外的心理學元素。讓我們進一步看看安慰食物和另一種強烈情緒之間的連結：孤獨感。

孤獨感

搬出家裡、和親近朋友吵架、與伴侶分手以及其他無數類似情況，可能會讓人感到孤單且被孤立。在發生這些事件時，熟悉的食物所帶來的安慰，可能會特別具吸引力。

安慰食物能幫忙減輕孤獨感，因為這些食物會讓你聯想到特定人士以及你和對方的關係。身為人類，我們極需找到歸屬感，並與他人建立關係，甚至有人爭辯這也屬於人類基本需求的一種。我們想要避免孤單的感受，感到孤單或在人際關係上被孤立會對我們的身心皆有害，可能導致自尊心降低、憂鬱，甚至是生理上的疼痛感[51]。

最新研究顯示，人們有時候會因為想要避免孤獨感，而尋求「社交替代物」（social surrogates）的幫助；可以是躲入奇幻小說的世界、寫日記或尋求食物慰藉。安慰食物是人們在孤獨之中尋求歸屬感的一種方式。雖然安慰食物會讓人聯想到快樂時光，卻幾乎只容許單人獨嚐，而不能與他人分享。有人認為，食物之所以成為安慰食物，是因為令人聯想到特定人士或場合，而這些聯想會不斷被強化，直到你每次吃進這種食物時，都會讓你想到某人或某件事。在一項研究中指出，安慰食物通常被認定為家族傳統、文化傳統、節慶時所吃的食物，或是能讓你想起家鄉滋味的食物[51]。這些通常不是每天吃的日常食物，最完美的例子就是聖誕節大餐。如果你閉上雙眼，想像去年的聖誕節大餐，你的內心是不是會感到溫馨而快樂？我猜一定是這樣。

有人定義出四大類的安慰食物：懷舊食物、放縱食物、便利食物以及生理性安慰食物[52]。一種食物甚至可以被分到不只一個分類中。

懷舊食物

這一類食物會讓你想起過往的某些回憶，尤其是童年記憶。某種特別食物會讓你想起你和母親一起烤麵包的時光、年幼時週末的家庭傳統，或是你和爸爸兩人獨處時分享的一道菜。當你感到寂寞或是和所愛的人疏離時，吃到這些能夠想起他們的食物，會讓你感到和他們更親近，感覺他們不再遙遠，尤其是當你身處陌生環境時。懷舊食物，特別是與童年有關的食物，會喚起被他人關心的感覺，尤其是我們的母親。當然，前提是你要有個快樂童年和十分關心你的母親。這些食物也和我們與所愛之人分享食物的記憶有關，尤其是特別時節與家人在餐桌旁相聚、分享食物及準備餐點的過程。懷舊食物比較不會是外帶或微波食品，而是在家中廚房內從頭開始準備的餐點。和他人一起準備食物、共度廚房內的時光是一件很親密的事。你可能會很樂意邀請新認識的人進入家中餐廳或客廳，但在邀請他們進入廚房時則會稍微猶豫，尤其是在煮飯時刻；這一部分是「幕後花絮」，通常只有少數幾個幸運的人能夠看到。

安慰食物之所以常會是我們早已熟悉的食物，是有其原因的。新的食物感覺就是不一樣，而且從演化的角度來看，新食物是潛在危險的來源，而我們熟悉的食物能讓人感到安全，因為你知道吃了不會死！所以當新食物可能會讓我們產生焦慮的同時，熟悉的食物則能幫助舒緩我們痛苦的感受。

放縱食物

這一類食物通常被視為「不健康」或高熱量的食物。這種食物可能會為某些人帶來安慰，因為這些食物通常含有高熱量或高糖分，所以吃起來特別美味、特別好吃，能點亮大腦內的愉悅中樞（pleasure centres）。根據研究顯示，人們雖然會注意食物的營養成分，但在面對能滿足口腹之欲又能讓心情變好的食物選擇時，食物的營養通常會被忽略[52]，我想我們對這個論點都能感同身受！放縱食物通常會被用來度過困難的挑戰，像是考試、工作壓力大的時刻，甚至是感到疲倦或宿醉的時候。外帶披薩就是一個很好的例子，或是加完班的夜晚會想吃點烤的東西作爲獎賞，以及利用甜點來教導孩子數學。這樣一說，放縱食物可以被視爲自尊心低落時的慰藉物。另一種把放縱食物當成安慰食物的有趣解釋是，我們之所以渴望這種食物，是因爲平常限制了自己對這種食物的攝取量。限制通常會無可避免地導致我們過度進食，甚至會感到悲傷或孤單這類的強烈負面情緒，而這些情緒會讓這種限制和維持抵抗食物的「意志力」變得更爲困難。結果就變成我們不再避免這些食物，反而會渴望這種食物，讓自己心情變好。

便利食物

這種食物還滿簡單易懂的。當你情緒低落，感到孤單或壓力大時，你會想馬上吃到讓你感覺好過點的東西。不用準備、不用煮、不用花費任何心力。在感到傷心時，簡單如煮飯的動作有時候都會讓你覺得太多餘。你會想要毫不費力的滿足感，而便利食物就能提供這種感覺。

生理性安慰食物

這類食物會將自身的生理特性傳遞給你，也就是吃進這些食物的人。就像「冰冷的瞪視」（icy stare），這種形容方式不是真的會把人冰凍起來，而是讓你感到脊椎發涼。同樣地，一道溫暖舒適的餐點也可以在體內化為擁抱的感覺，溫暖你的身軀、提供飽足感並去除空虛感。這樣一來，安慰食物就提供了生理和心理的雙重安慰。

有趣的是，不同年齡和性別似乎有著不同的安慰食物偏好。男性以及自我認同為男性的族群，偏好溫暖而豐盛的菜餚；女性以及自我認同為女性的族群則更喜歡甜點和零食[53]。年輕人通常更喜歡點心，而年紀較大的人則偏好正餐。一般來說，女性和年輕人在吃這些食物時，通常比較會聯想到向這些食物「屈服」的罪惡感。

憤怒

憤怒並不被視為一種有實質意義或可被接受的情緒，而是一種「壞」的感覺，必須被導向更「正面」的方向。對女性來說更是如此，她們在社會中經常不被允許表達憤怒，並且常被勸說要「冷靜」，因為憤怒感覺過度具侵略性且男性化。就因為憤怒無法向外界的憤怒源頭表達，才會被內化或是導向食物；這也是為什麼比起男性，女性通常會更渴望以吃的方式對憤怒做出回應[54]。把這樣的情緒放在心裡可能會很不好受，所以才尋求安慰食物以撫平內心的不適。食物同時也能用來分散注意力，因為憤怒這種情緒通常會伴隨某些實際動作，而吃東西這種行為能讓我們從憤怒的情緒中跳脫出來。

尤其是對那些不太擅長爭執的人而言，感到憤怒是一種可怕的體驗，所以會用食物來埋藏這些情緒，以避免爭執。當人們用吃東西的行為來回應憤怒情緒時，可能同時也會覺得情況失控，並對無法掌控狀況的自己感到憤怒或挫敗，進而將對別人或事情的憤怒轉為對自己的憤怒。如果這樣的人有著憂鬱、自尊心低落的情況，或是習慣以負面想法看待自己，這種情況會更為常見，因為責怪自己的舉動讓你感覺比較自在而熟悉。

憤怒會促使我們在衝動之下進食，代表你會快速而毫無節制地吃下眼前的任何食物[55]。而「餓怒」（hangry, hungry-angry）也是一種有趣的現象，但其中隱含的情緒更像是暴躁，而非單純的憤怒。飢餓感可能會影響你的情緒，舉例來說，飢餓感會透過釋放皮質醇和腎上腺素，讓你感覺更為緊繃。除此之外，低血糖也是一種令人感到不快的感覺。但有趣的是，在尚未意識到自己肚子餓時，我們通常更能體驗餓怒的感覺；聽起來因果關係好像相反了。但當你覺得餓怒時，飢餓感所引起的負面情緒通常會被轉嫁到外界因素上，像是你會對搶了停車位的人或走在你前面卻突然停下的人生氣。你以爲對方是你生氣的原因，事實上，你是因爲自己肚子超級餓而生氣。但你不是故意這樣想的，這是一種下意識的行爲[56]。

極度飢餓／餓怒的感覺，不僅會讓你沒來由地對別人大發脾氣，也很容易導致你過度進食，因爲我們在沒什麼思緒時反而吃得更快，也很難在大吃途中停下動作。爲了避免這點，你需要更注意你的生理飢餓感。

無聊

我簡短地介紹一下無聊。無聊可以被定義爲「情緒上的淨化」（emotional purgatory）。這種情緒不分好或壞，而是單純存在的一種情緒，是的，就是那種冷漠地聳肩的那個表情符號。也因此，尚未有人像研究壓力和孤單與飲食之間的關係那樣地深入研究無聊這種情緒。

人類很有可能在無聊時吃進更多食物。強而有力的情緒如極端焦躁、暴怒或急性壓力通常會減少我們的食物攝取量，但較爲溫吞的情緒如無聊，則會增加我們過度進食的可能性。事實上，相較於其他情緒，當我們感覺無聊時，第一個聯想到的東西通常就是食物[57]。當你在家感到無聊時，是否會走到冰箱前好幾次，打開冰箱看看裡面，拿點東西出來再離開，然後幾分鐘後又重複同樣的動作？不像因壓力或孤獨感而進食的行爲，因爲無聊而吃東西這個行爲讓人感覺很沒有意義。我們通常會在生理上其實不需要食物時，只因爲無聊就吃東西，但事實上還有其他更值得去做的事情。所以就某種程度而言，這根本就是一種拖延的行爲。而且在吃了幾口食物後，你甚至不會感到滿足，因爲你一開始根本就不餓。

爲什麼我們會在無聊時吃東西？值得一提的是，有時候無聊會讓我們知道自己在生理上是不是眞的餓了。有時候，我們會太過專注於工作、電玩遊戲或閱讀而隔絕了飢餓訊號，而無聊能讓飢餓訊號再次成爲我們關注的重點。但當我們在生理上並不感到飢餓時，這就單純變成一種爲了避免無聊的消遣方式（有時候甚至還願意嘗試觸電！[58]），而食物就是個方便的好辦法。

另外，這可能和我們腦內的多巴胺及獎勵系統也有關係。以演化角度來說，人類天生喜歡享受食物；照理說，食物應該能引發我們腦中的愉悅反應。雖然這是個明顯的優點：

不僅讓食物感覺更好吃，好讓我們願意吃下肚，而不至於餓死，卻也有著缺點。

很有可能的是，在我們感到無聊和沒有動力時，我們的多巴胺神經也會抱有同樣的感覺；當我們因爲無聊而進食時，其實是在嘗試再次喚醒並刺激多巴胺神經。在缺乏其他多巴胺刺激因子的情況下，食物是個看似簡單而有效的方法。這也稍微解釋了爲什麼我們在無聊時會比較想吃零食和甜點，而非正餐。當然，有些人會更爲極端，決定鑽進廚房以對抗無聊，花上數小時烤麵包、做蛋糕或煮一頓精緻大餐。但一般來說，我們會希望來頓快速餐點，好讓我們不再無聊，或拖延一下，在回去做原本該做的事情前享受一點快樂。

我還可以繼續說下去，以茲證明因無聊而進食不見得是件壞事。有時候放鬆一下並享受快樂，能讓我們的心態變得更好，好完成眼前任務。但如果這是種定期重複的習慣，可能會導致過度進食，並讓人感到罪惡感和壓力。

快樂

目前有足夠的證據能夠證明負面情緒會讓大多數人增加食物攝取量[59]，但食物不僅能幫助我們跳脫負面情境，通常也能讓我們感到更快樂。簡言之，安慰食物通常是我們喜歡的東西，能立即減輕我們的負面情緒。這也就是爲什麼我們需要一段這樣的緩衝時間，而這一點錯都沒有。然而長此以往，如果想以這種進食模式持續獲得快樂感受，飲食內容就必須以大量的蔬果爲基礎[49]。不僅如此，大家也都知道富含碳水化合物的食物會增加腦內血清素，而血清素正好被稱爲「快樂荷爾蒙」；沒錯，這代表碳水化合物能讓你變得更快樂[60]。血清素是由一種名叫色胺酸的氨基酸所製成*，但諷刺的是，消耗高蛋白食物事實上會降低大腦中色胺酸和血清素的濃度，而碳水化合物反而會增加濃度。當你攝取高蛋白食物時，色胺酸會和其他氨基酸競爭穿越血腦障壁的機會以進入大腦；而有了競爭，就代表能夠穿越障壁的色胺酸會變少，血清素濃度所能增加的程度也會降低。然而，當你攝取碳水化合物時，就會釋放胰島素，刺激大部分氨基酸被血管吸收，色胺酸就能搭乘免費便車直達腦部，進而提升血清素濃度。但是並非所有碳水化合物對血清素都有同樣的效果：蔬菜和全穀物中的複合式碳水化合物似乎能改善情緒，比簡單的糖分還有效。我覺得這一

* 氨基酸是蛋白質的組成單位，所以自然而然地，你會覺得高蛋白食物含有最多數量的色胺酸。

點很可笑，一想到有多少名人主廚和健身達人告訴大家，能讓人感到快樂的節食方法就是低碳水化合物搭配高蛋白質和脂肪飲食，並藉此賺進大把金錢。雖然吃下富含蛋白質的食物確實能增加多巴胺的濃度，而多巴胺的效果雖不如血清素，卻也能提升整體心情和健康狀態。但很明顯地，我們不能只單獨吃碳水化合物或蛋白質，而是需要吃進含有這兩種營養成分的食物，所以維持長期快樂的整體關鍵（在食物方面），在於含有蛋白質和碳水化合物來源的健康均衡飲食。而這整個概念也完美地連結到前面的第二章：如果我們要對身體好，就越需要攝取均衡飲食以善待身體，而作爲回報，身體就會讓我們更快樂。

既然知道食物能讓我們更快樂，那下一步就是評估食物是否對憂鬱症狀有所幫助。節食和憂鬱風險之間有明顯的關聯。大致上來說，廣泛攝取各種蔬果、核果和油脂魚類（所有營養密度高的食物）都能降低罹患憂鬱症狀的風險[61]。但困難之處在於，這樣的關係似乎正反兩面都說得通：如果你感到憂鬱，就會比較不想煮飯，也不想好好對待自己、吃進均衡且營養密度高的食物；而如果你吃得不好，就會影響你的情緒，讓你感覺更糟。你可能會發現，高營養密度飲食和地中海式飲食⑫非常相似，而進行地中海式飲食有助於緩解憂鬱症狀，比進行社交互動行爲還有效[62]。所以我們現在可以說，吃得好有助於改善憂鬱症狀。

由於憂鬱症是一項十分重要的議題，這個發現可能意味著更有效的治療方法。改善飲食或許能用來當成一種有效又容易採用的憂鬱症狀治療方針。但我必須強調，目前的研究只評估了飲食作爲標準療法的輔助策略之效果，食物不是、也不該作爲治療憂鬱症的單一療法，飲食療法只應作爲正常心理諮商或藥物療法（或兩者皆有）以外的額外治療方式。如果說營養不足的飲食方式會導致憂鬱症，這種說法也是不實且容易誤導人的，實情並非如此。憂鬱症是一種複雜的病症，病因多元，通常與創傷、高壓生活事件、虐待或腦部化學作用有關。雖然吃進高營養密度食物能夠幫助緩解病情，卻無法解釋爲其根本病因。

我們通常會專注於食物影響生理健康的這一面，卻忽略了其影響情緒健康的另一層面。食物不僅僅是身體的汽油，還能夠同時滋養你的心靈和身體。我們都和食物有種情緒上的連結關係，而這個論述已受到當今研究的支持。食物之所以能讓我們感覺良好，有幾個生理學上的原因：高碳水化合物能夠提升腦部的血清素濃度，而高熱量的美味食物則能

⑫ 地中海式飲食（Mediterranean-style diet）提倡每天吃蔬果、全穀物和健康油脂，每週吃魚、豆類、蛋等，適度攝取奶製品，少吃紅肉，適量飲酒並喝足夠的水。

啓動我們大腦的愉悅中樞。但這些理由仍不足以解釋安慰食物的存在，無法解釋爲何有這麼多種食物被認定爲安慰食物，不能解釋爲什麼我們偏愛特定食物，也無法解釋爲什麼在特定情境下會選擇特定食物。

飲食品質和營養成分等要素對心靈的健康也很重要。無可否認地，透過攝取安慰食物以緩解負面感覺和情緒，比起其他處理負面情緒的方式風險更高，因爲這有可能會造成過度進食或飲食障礙。但這不是最糟糕的處理機制，我認爲藥物和酒精才會導致更嚴重的健康問題。雖然利用食物來幫忙舒緩情緒，基本上沒什麼大問題，完全正常，也是人之常情，但若成了唯一的處理方式，可能就會有問題。

我想清楚地說明白，因爲情緒的關係而吃東西是很正常的；我也想指出，有時候我們會以爲自己是因爲情緒而吃東西，但其實只是肚子餓了。如果你早餐只吃一顆蘋果、午餐只吃一小碗沙拉，那你回家後把整個冰箱清空才不是什麼情緒性進食，只是餓到極點，眞的需要吃東西！如果要預防某些原因造成的情緒性進食，最好確保自己一整天下來吃進足夠食物（極度的飢餓感對身體而言是個很有壓力的狀態）、花點時間緩解壓力，或是在面對負面情緒時選擇其他可行的應對機制。總之，直接認爲情緒性進食是「不健康」的想法太過籠統了，這其中還有很多細微的差異之處。

TEST

你的情緒性進食程度如何？

我們每個人處理不同情緒的方式各有差異，有時候這些情緒會讓我們想要吃東西。請檢視每項情緒讓你想吃東西的程度，並在以下表格內勾選適當程度。

情緒反應	不想吃東西	有點想吃東西	想吃東西	很想吃東西	強烈渴望想吃東西
感覺自己能力不足					
興奮					
悲傷					
煩躁					
嫉妒					

擔心				
挫敗				
孤獨				
有壓力				
憤怒				
緊張				
有罪惡感				
無聊				
無助				
沮喪				
快樂				

在你的回答中，越多答案越靠近表格的下方，代表你越容易因爲情緒而吃東西。這不是絕對的診斷工具，只是幫助你初步了解並認知你目前面對各種情緒時的反應。本書最後一章將提供一些策略，以確保你不會過度依賴食物作爲處理情緒的工具。

第四章

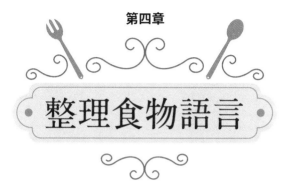

整理食物語言

「人如其食，所以不要吃太快、吃太便宜、吃太輕鬆或吃到假貨。」

——網路

「人如其食，所以好好把握、好好享受。」

——我

想像一下，你正吃著漢堡、薯條和奶昔，當你想像這個場景時，心中浮現出什麼樣的形容詞和情緒？有些人可能會說是「好吃」、「享受」、「放縱」，其他人可能會說「不健康」、「罪惡」、「丟臉」、「後悔」、「會胖」或是「噁心」。

人類用來描述食物的語言十分重要，但我們卻談論得不夠多。我們的進食方式是身分特質的一部分，因爲吃下肚的食物都會變成我們：我們的骨頭、肌肉、脂肪組織、神經等身體一切部位，我們吃的所有東西都會變成身體的一部分。

這樣說來，我們描述食物的方式以及對食物的感覺，就相當於我們對自己的感受；如果我們使用負面詞語形容食物，同時也是在用這些形容詞形容自己。而大部分人其實都對自己抱有負面的身體意象，不需要再火上澆油。

對食物有著負面聯想，可能會讓人在吃飯過程感到焦慮或罪惡感，也會產生想要去彌補進食行爲的想法：可能會跳過下一餐不吃、隔天吃少一點、增加額外運動時間，甚至是催吐；然而這些都不是健康的進食行爲。

我們用來描述食物的語言不僅會影響自己，也會影響聽到我們說話的其他人。如果你今天大聲喊出：「糟糕，今天吃這塊蛋糕感覺有罪惡感」，不僅可能會降低你享受蛋糕的樂趣，也會降低隔壁桌客人的食慾，而他在聽見你說話之前，根本就不覺得吃蛋糕有什麼不好。如果你周遭的人比較無法招架這類評語，你可能會爲他們的心理健康帶來負面影響。

我們隨意拿來形容食物的某些形容詞，實際上可能會對健康有害。我們在追求健康的同時，常常會不經意使用非常不健康的語言，而這在節食產業界中特別常見。在宣導健康飲食（好事）和煽動對食物產生焦慮感（絕對不是好事）兩者之間，只有一線之隔。

生活中常常免不了會使用比喻。舉例來說，金錢的用法常被用來比喻時間：我們會「花費」時間、「節省」時間，還有「浪費」時間。這也因此影響了我們對時間的概念以及我們對待時間的方式，就好像時間是一種有形、有價值、可衡量且可分割的東西一樣。

勵志類型影片則會更進一步問你：如果你每天會收到八萬六千四百元，而這筆錢在當天結束後會消失，你會怎麼花？你當然不會浪費，那爲什麼你要浪費生命中每一天的八萬六千四百秒呢？這暗示著每一秒都同樣重要。

我們也會使用食物語言來比喻我們和周遭他人之間的互動。舉例來說：

＊「你看起來好美，我真想把你給吃了。」

＊「他貪心不足蛇吞象。」

＊「我永遠對新事物求知若渴。」

＊「這真是一場視覺饗宴。」

＊「我體會到了滑雪的滋味。」

欲望就是飢餓感，因此滿足欲望的方式就是吃東西[63]。

在日常生活中，我們會使用食物比喻野心或是欲望等現象，但同時也會用宗教和道德的比喻及概念來形容食物。就像第一章提到的，節食和健身界充斥著宗教論述，使用「罪惡的」、「無罪惡感的」以及「淨化」等詞語來激起人們對飲食習慣感到正確和／或厭惡。我能想到最好的例子，就是瘦身世界和「罪」（syns）一詞⑬的使用。我的天，這個字眼眞的很糟糕，暗示著吃東西是一種罪。我想聚焦於幾個我認爲在討論食物時，應該消除的詞語。我深信這些詞語本來就不該出現在我們的食物對話之中，而在這些詞彙看似無害的外表之下，其實非常狡詐，會為我們的身心健康帶來負面影響。

淨化飲食

淨化飲食一詞是「人如其食」概念的化身：如果你吃得「乾淨」，就是個乾淨的人。從這個概念延伸的話，如果你吃得「不乾淨」，你就一定吃得很骯髒，所以是個骯髒的人。

說到「淨化」飲食，其實每個人吃的淨化飲食內容都不一樣，大概也都互不相關。這個詞的適用範圍非常廣泛，被許多人拿來宣傳不同的飲食選擇，所以沒有統一的定義。我不在乎淨化飲食對某個人來說是嚴格素食飲食，對另外一個人而言是避免吃加工食品，另一個人的定義又是舊石器時代飲食；淨化飲食的定義並不重要，重要的是這個詞的使用方式，以及其傳遞給人們的道德觀念。僅僅藉由使用「淨化」一詞，就暗示了你會因此高人

⑬ 見第一章第23頁。

一等。

「乾淨」和「骯髒」的概念在這裡和「對」與「錯」的相對概念緊密相連。在人類社會中，肉體上的純淨似乎與道德觀念緊緊交織在一起；在宗教中，你可以眞正洗淨罪惡，再次變得乾淨。我想我們都同意，將性慾這個複雜的觀念視爲「骯髒的」，既不正確也沒有幫助；而聽到有人把有過許多性伴侶的女性比喻成嚼過的骯髒口香糖時，也會有所反彈。我們會因爲這些說法嚇得大驚失色，卻覺得用類似形容詞比喻人生一大樂趣的食物，沒什麼問題？我可不這麼想。

「淨化飲食」行動利用這些策略來宣揚在健身產業中極爲流行的菁英主義。健身產業把健康標上了價碼，讓健康成爲只有少數人才能負擔得起的東西，讓昂貴的粉末看起來更吸引人，向你推銷謊言，告訴你「只有這樣吃，才會更健康、更高人一等」。

雖然每個人的淨化飲食規則各有不同，但基本的共同原則就是排除特定食物類別：無論是麩質、乳製品、穀類或肉類，這些都算是「骯髒」食物，通常會被稱爲「禁忌」食物，而獲准吃下肚的食物則開心地被稱爲「乾淨」食物。

「淨化飲食」通常會讓人聯想到暢銷書封面上拿著一盤蔬菜擺姿勢的白人女性。雖然淨化飲食的道德規範並不侷限於單一性別，但在面對男性時的行銷方式又有所不同。相較於向女性行銷時會強調淨化這一點，淨化飲食在向男性推銷時，會更集中於推銷其所能帶來的強而有力的健壯男性形象。這種策略所推銷的是一種生活方式，要你拒絕會造成汙染或降低身體代謝的「骯髒」食物，因為骯髒食物同時也會在美學上（健壯形象上）以及生活追求／成就上影響你的進展[64]。

「不乾淨」食物的想法讓我們自然而然地感到噁心；如果有人用髒盤子端食物給你、或是端給你一杯杯緣有著唇印的紅酒，你當然會想要拒絕，因為盛裝食物的容器已經被其他人使用過，是「污穢」、「不乾淨」的。我們會感到噁心（這是一種強烈的情緒），而這種情緒會從容器傳遞到食物上，再傳遞到吃進食物的那個人身上。我們在「淨化飲食」方面也會看到相同情況：人們因為那些吃肉的人、吃熟食肉的人、吃所謂「不乾淨」食物的人而感到噁心。然而這其中的差別在於，掉在泥地上的冰淇淋確實是髒的沒錯，但工廠大量生產的冰淇淋絕對說不上骯髒。

透過遵守「淨化」飲食規則，你可以向世界宣告，相較於別人，你把自己看得更重要、對待自己的方式更好，因此你比他人更優越；現在單靠維持家中整潔和良好個人衛生習慣還不夠，連你的身體內部也要乾淨得一塵不染才行。

「淨化飲食」行動在二〇一六年左右曾被徹底擊潰，所有曾經使用過這個詞的健康部落客們都與之劃清界限，宣稱他們以前使用這個詞是取其「健康」的意義，而不是後來被扭曲過的意思。這種做法不僅拒絕承認他們就是扭曲這個詞的人，同時也拒絕了解「淨化」一詞背後的問題：這個詞暗示著，一個人的飲食方式能讓他們在道德上更爲優越，也高人一等。

悲哀的是，即使「淨化飲食」這個用語被曾經追捧它的人棄若敝屣，現在卻仍被廣泛使用，我們應該阻止這種情況。

「真正的」食物

什麼是眞正的食物？我目前還沒碰到能夠明確定義這個詞，並且眞正遵守這個定義的人。大部分人都認同這代表只吃「原型食物」，不吃任何加工食物或你唸不出名字的食物。但同樣的這群人通常很樂意吃下乳清蛋白粉，而這絕對是一種經過加工的食品。

所謂「眞正的」食物其實並不存在。什麼和眞正的食物相反？就是「假的」食物，沒辦法吃；「想像中的」食物，也沒辦法吃。這麼說來，任何能吃的食物就算是「眞正」的食物囉？我可以用雙手握住，就一定是眞的嘛。當然，事情並沒那麼簡單：有人辯稱，「假的」食物就是任何「非天然」的食物，但這個詞甚至更難以定義。

在形容食物時，「眞的」（real）和「天然」（nature）這兩個詞常常可相互交換使用。至於什麼是「眞的」，則要視不同節食方式的教條而定。在許多低碳水化合物飲食中，「眞正的食物」指的通常是純正的脂肪產品，而低脂產品被視爲假而無味的食物；全脂冰淇淋會被視爲是「眞正的冰淇淋」，而低脂冰淇淋則是「仿造品」。這樣好像在說，一旦移除了冰淇淋的脂肪，就摧毀了冰淇淋的一部分，但是低脂冰淇淋的製造過程並非如此；這種想法暗指製造商會先製造一般冰淇淋，接著再把其中的脂肪移除，扭曲成別的東西。但實際上，製造商在製作低脂冰淇淋時會以不同食材開始製造，像是以低脂乳製品取代全脂製品。接著添加額外的乳化劑或其他食材，以改善冰淇淋的質地和「口感」，好讓低脂冰淇淋嚐起來和全脂版本越像越好。但這個事實卻被置之不理，只因爲大眾更喜歡「天然」、「完整」食物的說法，或是低碳水飲食論述中所強調的固有整體性。

「眞正的食物」就是「原型食物」，此一概念也出現在健康產業中，他們鼓吹原型食物勝過其他一切，並暗指其他食物或多或少都有缺陷，（頂多）只能算是部分「眞正的」食物。

如果我們接著把這一概念延伸到「人如其食」上，我想沒有任何人會想被稱爲是「假的」，不論是「假的」朋友、揹「假」包包，或是聽到「假」新聞；這個形容詞意味著不誠實、不忠心或心懷惡意。有人說「眞女人就該曲線苗條」……，但你怎麼可能會是個假女人？如果把這個概念應用在食物上，假食物暗示著它很陰險狡詐，想故意害你受傷，而「眞正的食物」則會讓人聯想到誠實和單純好意。

如果你希望讓某個人避吃特定食物，你可以用和「眞正的食物」相反的形容詞來形容那種食物，像是稱其爲「類食物物質」、「東西」、「產品」，任何詞語都可以，就是不說那是眞正的食物。這種現象幾乎在任何節食方式的規則中都能看得到：在低碳水飲食書籍中，精緻碳水化合物被稱爲「經過包裝的精緻碳水化合物物質」；在健康產業中，任何超出限制的食物都被形容爲「噁心」或「空有熱量」（詳細敘述請見114頁）。在素食族群中，雞蛋被稱爲「雞的月經」，而肉類被稱爲「肉體」（flesh），以引起人們的噁心感。

✓排毒／淨化

首先：你有一個肝和兩個腎，它們每天二十四小時努力進行必要的正常排毒作用，幫助你健康生活。沒有任何食物、維他命或特殊茶飲能夠幫你進行身體排毒。你可以正常均衡飲食、不過度喝酒以維持肝臟的正常運作，但除此之外，你吃的任何食物都無法幫你排毒。

「排毒」這個詞隨意地出現在我們的對話之中，主要都和飲酒有關。另外，也常被用來表達「試著活得健康一點」或是「試著減點體重」的意思，甚至還有「新年排毒計畫」。排毒之所以如此深受歡迎，部分要歸功於「現代生活方式充滿了毒素，所以我們必須採取額外措施以排除體內毒素」這樣的錯誤論述。我們試著洗滌或是「淨化」我們的身體，以恢復最佳狀態。而這樣的說法也連結到「吃得乾淨」的概念，更是爲什麼淨化飲食運動充斥著排毒餐、排毒果汁或果汁淨化飲食的一部分原因。超級食物粉末據說能幫你「排毒」；排毒餐應該能讓你感覺更爲輕盈清爽，抵銷動作遲滯的感覺；而果汁淨化飲食聲稱能幫你「重置」消化功能，講得好像人體器官運作不良時，可以像電腦一樣按個鍵就關機重開。

據說這種需要懲罰自己以變得健康或進行排毒或淨化的概念，是源自於許多宗教的禁食和淨化儀式。就像聖水能夠淨化你的肉身、洗去你的罪惡一樣，果汁淨化飲食也能洗去讓你疲憊的討厭毒素，讓你成爲比以前更純淨、更好的人（並不會）。

我們使用生理上的淨化儀式，作爲處理和「治癒」道德上不潔之處的這種機制實在是很有趣；當出現對道德純潔的威脅時，就會引發我們感受到清理自己的必要性。在一項有趣的研究中，受試者被要求回想起過去一件符合道德或違反道德的事情；那些說出違反道德事情的受試者，比較有可能在試驗結束後拿濕紙巾擦手（以藉此「洗淨」自己），而不是選擇鉛筆（這是實驗中與濕紙巾相對應的對照物。如果讓受試者在拿濕紙巾跟不拿任何東西之間做選擇，這種實驗設計不太合格）[65]。我們也可以將相同道理應用到其他行爲上，例如你在週末時出去喝一杯，或是說出會讓你感到後悔的話後，你會覺得自己下一週開始有必要進行果汁淨化飲食，好將那些負面感覺沖刷掉。

這只是其中一種可能的解釋，許多人可能會不認同，他們會覺得這只是因爲節食產業選擇使用大眾熟悉的宗教語言，好讓他們更容易受到這個概念的吸引。因爲我們大部分的人在童年時期（或成年時期）或多或少都曾參與過宗教相關儀式，其中也常提到淨化的概念，這讓我們對這樣的比喻更感到熟悉，因此更容易受到吸引，也就更有可能購買那些產品。

所以，如果你下次想爲了上個月節食失敗的罪惡感進行淨化，還是再考慮一下吧。

作弊餐

想像一下這個場景：你才剛開始一項「健康飲食」計畫，嚴格遵守了十二週，表現「乖巧」且「守規矩」。而這十二週結束後，因爲你表現得太「好」了，值得放自己一晚假，所以你吃了一頓「作弊餐」（cheat meal），吃的東西絕對不在計畫之內，也含有計畫所禁止的食物。而這樣可能會產生兩種結果：一是「作弊餐」有可能變成「作弊日」，然後變成「作弊週」，再繼續延伸下去；二是你暴飲暴食，因此有罪惡感，決定重新再來一次，開始新一輪嚴禁暴飲暴食的計畫。

令人毫不意外的是，目前並沒有太多關於「作弊餐」的實際研究，但有一項針對社群媒體上標記爲「#作弊餐」照片的研究結果發現，有許多照片所呈現的作弊餐內容，食物分量多到可以被認定爲「客觀式暴食⑭」[66]；甚至不是自行認定的「主觀式暴食⑮」（即多於一般分量的食物量），而是多到連美國心理學會（American Psychological Association）都會判定爲暴食症的分量。這對我而言是件非常令人擔心的事情，因爲這種現象正在試圖把飲食障礙的行爲正常化。而這些照片的敘述也進一步將這種現象加以正常化，明白地說出他們之後會以運動的形式來消耗掉這頓餐點的熱量，或是解釋說這頓餐點是他們之前長期「守規矩」的獎勵（後面會再詳細解釋）。除此之外，「作弊餐」所選擇的食物通常是高熱量密度的食物，像是披薩或冰淇淋，而這點在客觀式暴食中十分常見。

「作弊」就是打破規則，或是「做出不誠實或不公平的行爲以獲得優勢」。你吃作弊餐時，打破了什麼規則？若非你自己訂的規則，就是某種計畫告訴你的規則，而在這種情境下，計畫指的就是節食計畫。到目前爲止，我想我們已經有了共識：節食其實並不正確。但即使你沒有察覺到自己正在節食，吃作弊餐其實就代表你抱有節食的心態；這種心態很難打破，尤其當你長久處於節食環境中，就會更難打破。再說，你想欺騙的是誰？如果你沒有在節食，那就沒有什麼好作弊的，因爲你沒有破壞任何規則，所以不該使用這個詞。而且就算你吃了「作弊餐」，也不代表你做了任何不誠實或不公平的行爲。

吃片披薩或蛋糕並不是什麼壞事，單單這樣一餐並不會破壞經年累月吃下大量蔬果所帶來的益處。世界上沒有完美的飲食方式，所以吃你喜歡的食物也是生活中正常的一部分。事實上，我認爲這樣的行爲更值得鼓勵！長期來看，享受食物對身心健康十分重要，也可以避免你因爲被限制感或被剝奪感，而落入「暴飲暴食—節制飲食」的不斷循環。

有些人也會落入安排固定時間吃「作弊餐」的陷阱，然後一整週都期待那個時刻到來。這個行爲將特定食物塑造成一種特殊存在，高高放在神壇之上，讓你變得非常渴望這種食物，一看到就會陷入瘋狂，覺得有機會就要盡可能多吃一點，因爲這可能是你吃這種食物的唯一機會。實際上，這種食物沒有什麼特別之處，但把它的地位拉抬得比別的食物高，只會讓人更想吃：我們總是特別想吃那些自己禁止自己吃的食物。而只要把那個

⑭ 客觀式暴食（Objective binge eating, OBE），客觀看來，暴食的分量已經超過一般人一天的正常攝取量，是診斷暴食症的一種明顯方法（明顯的量大約爲五千至一萬五千大卡）。

⑮ 主觀式暴食（Subjective binge eating, SBE），自己主觀認定是暴食，實際上可能還是在正常攝取量範圍內，或是稍微超過一般正常攝取量。雖然後者也算在暴飲暴食的範圍內，卻遠不及需要治療的程度。

食物從神壇上拿下，它就會失去權威性，從「作弊餐」變成一頓美味又値得享受的餐點。

如果使用「作弊餐」這個詞，很有可能會剝奪你吃東西的享受。只要一想到作弊，就會自動產生負面聯想，暗示你應該爲此感到罪惡。但我們在吃完東西後，最不想要的感受就是罪惡感，而這也帶我們認識下一個詞……。

零罪惡感

我常常聽到有人會用「零罪惡感」來形容「健康新選擇」的食物，像是以地瓜布朗尼取代原味布朗尼，或是用花椰菜餅皮披薩取代達美樂披薩，這一類食物都是披薩、冰淇淋、雞翅或蛋糕等所謂「有罪惡感的享受」（guilty pleasures）「比較健康」的版本。

但背後代表的眞正意思是，這些食物的「正常」版本會讓我們抱有罪惡感。如果你買了標榜著「零罪惡感」的布朗尼，是不是就代表放在架上的另一種布朗尼充滿了罪惡感呢？而你是否也該因此抱持罪惡感呢？我認爲這種看待食物的方式既可怕又可悲，不僅不會讓我們感覺更好，反而把偶爾（不是每天）單純享受食物的感覺，變成充滿自我批評的負面體驗。

這樣不僅會讓自己內心感到痛苦，也會增加壓力荷爾蒙「皮脂醇」分泌，讓你在生理上也會感到痛苦，很有可能因此變得更加渴望那種食物。

如果你選擇吃營養密度較低的食物，而不是一般認定爲「健康」的食物，那你應該要能自由單純地享受食物本身，讓這種決定成爲以快樂爲目的而做的選擇。在吃下特定食物後感到快樂並不是什麼犯罪行爲，你不需要在事後懺悔，也不用在那之後一整天只吃葉子來彌補。

當然，「零罪惡感」一詞並不僅限於形容食物，我們現在有了「零罪惡感」電視、購物、點心、飲料……等，甚至連「有罪惡感的享受」一詞都常被用來形容我們對音樂或電視節目的品味。這是一種自我保護的方式，讓你能在別人嘲笑你之前，率先展現對自己所做選擇的不屑。如果我們理直氣壯地表達出自己享受的事物，可能會因此受到嘲笑、甚至感到受傷。將特定事物稱爲「有罪惡感的享受」，是一種對自我的反對，告訴我們之所以無法做自己想做的事情，是因爲那是不對、不正常或不「酷」的，或是我們還不夠努力。

有些人可能會反駁，認爲罪惡感可以作爲一種動力，促使你改變行爲，也可以幫助你自我控制；但研究顯示，事實並非如此。某一項研究中，詢問受試者在看到巧克力蛋糕時，會聯想到罪惡感還是慶祝的感覺，比起聯想到慶祝感覺的受試者，聯想到罪惡感的受試者並沒有更健康，動力也沒有更強烈；事實上，他們面對食物時的自制力更差，也更有可能會過度進食[67]。罪惡感既沒有幫助，也不能當成動力。罪惡感只會帶來無助感、失控感，以及自我批評，而這些都可能導致自尊心低落或心情低落。

總而言之，沒有任何食物該讓你感到有罪惡感。所有的食物都是零罪惡感的。

空有熱量

空有熱量本應該是含有巨量營養素（通常是脂肪和糖分）的食物，能夠提供卡路里，卻明顯缺乏微量營養素（維他命或礦物質）；也就是高熱量密度、缺乏營養的食物如甜甜圈、碳酸飲料和酒精飲料等。

而這其中的主要問題是，我們需要卡路里以維持生存，因爲卡路里是身體賴以運作的能量來源。我們生存在一個食物來源比從前更為豐富多元的環境中，自然而然地，也讓我們開始質疑並反抗我們擁有過多的東西（卡路里）。但我們不能單靠吃維他命、礦物質和植物營養素⑯維生，我們還是需要卡路里。

我當然不是叫你盡情放縱吃下任何想吃的食物，但要是僅靠食物的營養密度高低來做選擇，就完全忽略了飲食的其他層面，像是社會及文化層面的影響，以及吃東西的享受感。你不需要避開所有「空有熱量」的食物，並且只吃大部分高營養密度食物才能維持健康。專家當然不建議過量攝取缺乏營養的食物（其實無論是什麼食物，都不建議過量攝取），但若稱呼這些食物為「空有熱量」的食物，只會降低吃東西的享受感，同時也會激發罪惡感和羞恥感。而前面已經提到，對食物抱有這兩種感覺對我們並沒有任何益處。只要攝取大量蔬菜和水果，適度地享受這些食物是沒有關係的。

人們常有個觀念，認為有著卡路里的食物應該永遠都會附帶營養素。「應該」這個詞帶來的負擔感很重，又容易讓人誤解。當我們認為食物「應該」是某個模樣時，隱含的

⑯ 植物營養素（phytonutrients），指植物中的天然營養成分。

意思是，只要食物不是這個模樣，就是不好的，所以我們不應該吃。而當我們渴望這些食物，卻又在心裡認爲這些是錯誤而糟糕的食物時，我們會轉而選擇營養密度更高的食物，結果卻還是無法滿足自己的食慾（至少大多數的結果都是如此）。

在特定情況下，「空有熱量」的食物反而正是人們所需的食物。舉例來說，正在接受化療的人可能會感受到噁心、嘔吐等副作用，若在這個時候減重，反而會增加死亡風險。所以如果他們能吃得下的食物正好是糕點和含糖飲料，那就該吃這些東西！

卡路里就是熱量，而熱量不可能是空的，因此卡路里並非「空有」熱量。

好的／健康的、壞的／不健康的

身爲人類，我們喜歡二元對立、非黑即白的思考模式，所以我們喜歡把食物分成「好的」和「壞的」，並將各種食物歸類進這兩個黑白分明的類別中，但食物其實不「好」也不「壞」，食物……就只是食物。

這裡想要探討的觀念是「人們應該吃好的食物，避免吃壞的食物」。但實際上唯一的「壞」食物是會讓你過敏的食物，或是腐敗、發霉的食物，其他任何食物天生就是中性的，無論食物對你的身體健康有什麼影響，在道德倫理上都沒有什麼好壞之分。

如果你吃「好的」食物，你不會變成好人，而「壞的」食物也不會讓你變成壞人；但當我們使用這些形容詞時，其背後隱含的就是這樣的意思。「我今天表現得很好，沒有吃任何巧克力」、「我眞的不該吃這個，我太糟糕了」；不，你吃的食物並不會改變你作爲人的價値，也不會讓你變得比旁邊的人更優秀。

我不會用「健康」這個詞來形容食物，世界上沒有任何食物在本質上是健康的，也沒有任何食物在本質上是不健康的。在營養學中，所有食物健康與否都是與環境相對的；對一個人而言健康的食物，可能對另外一個人而言並不健康。豆類在素食飲食中被無比推崇，舊石器時代飲食卻避之唯恐不及。單一食物沒辦法影響人體健康，人體需要不只一種食物來維持健康，也需要不只一種食物讓自己變得不健康。我相信，你可以說自己正在進行的飲食，整體而言很健康或不健康，卻無法說自己吃了健康或不健康的食物。食物的營養密度各有高低，而攝取的優先順序會依據你所需的養分而有極端的不同；如果你缺乏鈣質，那麼可以說，喝牛奶或吃葉菜類會比吃胡蘿蔔健康，若你需要 Omega-3 脂肪酸，那攝取魚油遠比吃番茄健康。

「健康」一詞常被用來表達「低卡路里」的意思，彷彿這兩個詞是同樣的東西。反對這種說法的人通常會說些類似「即使某種食物的卡路里含量低，也可能同時含有人工調味和骯髒成分」的論述，但這並沒有什麼實質幫助，只是用另一套有問題的話術來取代原本這一套。如果把健康和低卡路里劃上等號，就等於同時認同了「吃少一點卡路里就是比較好」、「減重是永遠不變的目標」這些想法，因爲苗條就代表健康；到這裡爲止，我們應該早就清楚地知道，事實絕非如此。有許多研究顯示，當食物被標上「低卡路里」或「低脂」的標籤時，會增加它們的「健康光環」，這也代表了人們更有可能會過度攝取這些食物。我寧願人們能好好享受他們眞正想吃的食物，即使不是低卡路里的那個版本，也能毫無罪惡感地享受。

我認同使用「健康」這個詞來形容整體飲食模式，但組成健康的要素並非僅源自於單一食物，而是整體飲食概念，而這樣的飲食概念也可以含有營養密度較低但美味的食物，例如蛋糕或巧克力等。

在營養學中，所有食物的好壞都是相對於周遭環境的，這樣說來，無論是什麼食物，基本上都不可能在所有環境中對所有人來說都是健康的，也沒有任何食物在任何環境中都是不好的。就算做出假設或概括化，也不切實際，因爲把食物分成「好」和「壞」的行爲，本身就爲食物強加了原本不該有的道德價值。營養學和食物選擇中充滿著大量灰色地帶，幾乎沒有什麼是絕對的。

每個人都有著不同的營養需求、欲望和偏好，「好」與「壞」的標籤過於簡化了我們與食物之間的複雜關係。食物可以同時是營養而不健康的，而健康均衡的飲食也可以包含各式不同種類的食物。

垃圾食物

我們目前對「垃圾食物」尚未有嚴格定義，而是以「高脂肪、糖分及鹽分食物」（High Fat, Sugar and Salt foods, HFSS）一詞取代。在法律上的定義是依據英國食品標準局（Food Standards Agency, FSA）所訂定的食物營養成分表，來決定是否適合向兒童推銷特定食品。

「垃圾食物」一詞主要用來形容大量生產的廉價速食，任何手工製作或「健康」食品都會被排除在外，即使它們的營養成分基本上是一樣的。

那麼，那些所謂的「健康」品牌呢？在健康食物商店中，你最愛的能量球（energy balls）、生食餅乾（raw crackers）、堅果奶油醬其實都是在工廠中大量製造的，但這些食物因爲價格昂貴，又貼著「健康」的標籤，我們自然不會想到要把這些食物稱爲「垃圾食物」。同樣地，那些積極宣傳自製食物和盡量吃「天然」食物的部落客，現在很有可能也開始販售他們自己（工廠製造）的產品，或是開心地在社交媒體平台上大力推銷這些產品。我當然不是說吃這些食物有什麼問題，但除了行銷手法和價格以外，這些產品和非健康產品之間有什麼眞正的不同？健康部落客所代言的漢堡，是不是僅僅因爲價格更高，就自動變得比麥當勞的漢堡更好、更「健康」？

稱呼食物爲「垃圾」食物，背後隱含的意思是這些食物既無用又浪費，這種說法通常是拿來對特定人士的生活方式發表道德評論的形容詞，同時也暗示著對特定食物的不認同，並打上「低劣」的標籤。使用這個詞，是一種以食物選擇來羞辱對方的方式；當你說對方吃的東西是垃圾時，就是在說他們把自己的身體當成垃圾桶，因此毫無價值。

努力賺取你的食物

身爲人類，如果你不吃東西，最終就會死亡。食物是生存的必要條件，那爲什麼你還得死命辛苦付出，才能獲得生存所需物品？有人告訴我們，我們必須透過運動才能「賺取」（earn）我們的食物，但我們從不需要辛苦去賺取水、氧氣或其他東西。同樣地，運動也不是你過度放縱大吃後的懲罰，你無法透過運動抵銷或「燃燒」你吃下的食物。

普遍大眾都相信這個有趣的說法：你的行爲和食物可以透過某種方式抵銷。但想當然爾，你沒辦法讓時間倒流，所以你唯一能做的就是增加食物量或增加運動量，卻無法拿走任何東西。

你在小時候可能有過大人以食物作爲獎賞的經驗，父母也可能會說些類似這樣的話：「如果你準時完成所有作業，就能吃冰淇淋」。雖然食物在某種程度上能作爲良好的行動刺激（如果我覺得肚子餓，這樣的刺激絕對能讓我早點完成工作），但動機和必須努力「賺取」食物畢竟不一樣；食物不該成爲透過懲罰所獲得的「貨幣」。

如果你覺得自己吃太多或過度放縱，並不代表你必須爲這段美好時光而受到處罰。你沒辦法改變吃下東西的事實，做過的事就做過了，最好的方法就是繼續向前，做些正面、有實質意義的事，而不是和自己的身體對抗。

當你透過限制飲食或做運動來燃燒脂肪，以試著「賺取」你應得的食物時，其實就代表著如果你不從事這些行爲，就不值得獲得這些食物，同時也是在用食物定義你自身的價值；而這種對待食物的態度並不健康。所以，跟著我說一次：我是人類，我永遠都值得吃東西，因爲我必須靠食物生存下去。

燃燒脂肪

我們會使用火和燃燒的比喻來形容吃東西的過程。火雖具有毀滅性，卻又很實用；可能會失去控制、變得貪心而導致毀滅和破壞，也可能成爲每天的「燃料」，維持身體生存和運作。

燃燒食物的這個概念，有一部分是源自於汽車引擎內燃燒燃料的類似現象，有一部分則是因爲我們使用彈卡計⑰來決定食物熱量，好在食物包裝上標示營養成分。

嚴格來說，無論是脂肪、碳水化合物、蛋白質或酒精，身體眞的會「燃燒」燃料。我們的身體藉由破壞（代謝）食物內原子之間的化學鍵，將能量轉化爲動能（行動上的熱量），而這個過程會分解出水和二氧化碳。

「人如其食」的想法讓人誤以爲體外脂肪和體內脂肪的表現也是一樣的，因而轉變成「燃燒脂肪」、「融化脂肪」的食物論述，宣稱你眞的可以融化脂肪，並透過流汗揮發掉；但事實上，汗水只能幫助你散熱，和代謝脂肪毫無關係。從脂肪分解出的水和二氧化碳，則會透過呼吸和尿液等形式排出體外。所以嚴格來說，你是「呼出」或「尿出」脂肪，而非以流汗的方式排出脂肪；即使是說呼出或尿出，其實也過於簡化了排放過程。

無論如何，這個世界上並不存在可以「燃燒脂肪」的食物，但綠茶、辣椒、胡椒甚至芹菜……等食物，卻都被吹捧爲能夠燃燒脂肪的食物。首先，消耗特定食物所需的熱量比它們爲身體帶來的熱量還要多，這種說法根本是無稽之談。人體會使用所攝取熱量的十％左右來消化食物，所以無論如何都還是會留下九〇％的熱量。食物會爲你帶來能量，才不

---

⑰　彈卡計（bomb calorimeter）是一種定體積的卡計（calorimeter），用來測量反應的燃燒熱（heat of combustion）。

會幫助你燃燒脂肪。

再者，雖然某些證據顯示，人體可以透過攝取特定食物，稍微提高代謝機制的效率，但成效既短暫又微小，根本無法改變你的身體組成，即使長期這樣做也沒有用。相較於跑步、健身甚至僅僅是走路等活動身體的方式，食物對代謝機制的影響根本微乎其微，不值得執著追求。

無論是討論人類價值、性愛或女性主義，幾乎無法避免使用食物來比喻，比喻是我們認知過程中十分重要的一部分。但我們能做的就是以正面態度使用這些比喻，避免使用負面的表達方式，並且對於形容食物所用的詞彙也要更加謹慎。

以上這些詞彙和語句皆互有關聯，並有著一個重要的共同點：它們都將食物道德化，並且會以你吃下的食物定義你的人生價值。如果能以更爲積極正向的態度談論食物，並避免賦予食物道德價值，就能輕鬆改善你的心靈健康和自我形象。

PRACTICE

健康語言、健康心態、健康生活

拒絕使用的詞語	代替詞語	使用語境
淨化飲食	均衡飲食	「最近吃得不太好，所以我現在要開始吃~~淨化飲食~~均衡飲食。」
真正的食物	食物	「我只吃~~真正的~~食物。」「廢話，不然還有假的食物？」
排毒／淨化	更健康的飲食習慣	「我上週喝太多酒了，這週要~~排毒~~維持更健康的飲食習慣。」
作弊餐	放縱大餐	「我這週末可以吃~~作弊餐~~放縱大餐，等不及了。」
零罪惡感	美味	「這布朗尼真是~~零罪惡感~~美味。」
空有熱量	營養密度較低	「白麵包~~只是空有熱量~~或許營養密度較低，但我真的很喜歡吃。」
好的／健康的	營養較充足	「沙拉看起來是菜單上營養較充足的選擇。」
不好的／不健康的	營養較不足	「雖然披薩比較~~不健康~~營養比較不足，但我還是想吃。」
不乖的	順從內心的渴望	「吃下這條巧克力的我~~還真是不乖~~只是順從內心的渴望。」

垃圾食物	營養較少的食物，或食物本身的名稱	「今晚我想吃垃圾食物漢堡。」
努力賺取你的食物	補充身體營養	「該上健身房了，之後才好努力去賺取我應得的食物補充身體營養。」
燃燒脂肪	辣／熱	（最好什麼都不要說。）

使用「欺騙」、「壞的」和「不乖」等形容詞會讓人產生對食物的負面聯想，而我們無需如此。當我們身處一個對自己的食物選擇抱有罪惡感、感到傷心或表現「不好」的環境中時，就會剝奪吃東西的樂趣以及食物的其他優點，像是慶祝大餐、與親友團聚、文化傳統或懷舊氛圍等；你也會抱持著嚴格限制飲食的心態，讓你心中充滿了規則、追求完美、失敗和恥辱感等。這樣的心態會讓你覺得你之所以吃營養或「健康」的食物，是因爲你「應該」或「必須」如此，但這樣不僅再次剝奪了飲食的樂趣，也會讓你更想要「作弊」。這同時也會造成惡性循環：你先是「表現良好」，接著「作弊」，然後再次「表現好」，不斷循環下去，而每一次的循環只會鼓勵你增加更多的限制和規則，以避免你繼續循環下去。如果你能讓自己從這些與食物有關的負面影響中解脫，就等於從這些規則、限制、壓力和罪惡感的無限循環中解脫，變得更快樂。

第五章

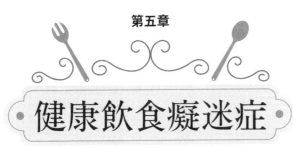

健康飲食癡迷症

「完美主義會導致自我毀滅，也是個會讓人沉迷其中的信仰系統，旨在追求一個主要想法：如果我看起來很完美、也以完美方式做好所有事情，就能避免或降低羞辱、批判和責怪所帶來的痛苦感受。」

——布芮尼・布朗（Brené Brown）⑱

⑱ 《脆弱的力量》（*Daring Greatly*）一書作者。

追求健康飲食似乎一直以來都被視爲一件好事，但要是太過走火入魔，會怎麼樣？

健康飲食癡迷症（orthorexia nervosa）是一種因過於執著健康飲食，而造成心理上、社交上及生理上傷害的強迫症狀。這種病症的相關資訊比較稀少，也容易遭到誤解，但這種情況逐漸在改變。人們對健康飲食癡迷症最大的一個誤解是，有這種狀況的人只是想變得更健康而已，這有什麼不對？希望在這章結束後，你會了解到，這種病症不僅僅只是想變得更健康而已，以及爲什麼越來越多人開始關心這種病症。

健康飲食癡迷（orthorexia）這個字源自於希臘文字根「ortho」（正確）以及「orexis」（胃口）。美國內科醫師史蒂芬・布拉曼（Steven Bratman）在一九九七年時，注意到社會上興起一股對健康飲食走火入魔的潮流（尤其是瑜伽狂熱族群），因而創造了這個詞。就這一層面來說，健康飲食癡迷一詞很特別，它先是在科學期刊以外的世界現身，之後才逐漸受到健康方面專家和科學家的認可。

健康飲食癡迷症被認定爲一種過於專注健康飲食、食物焦慮和非醫療方面的飲食限制的強迫症狀。這種症狀尚未被正式認證爲飲食障礙的一種，卻具備了所有飲食障礙的特徵。

健康飲食癡迷症狀包括選擇更健康的食物，例如吃更多蔬菜和水果、少吃一點精緻白穀物或在健康食品商店購物。症狀同時也和其他正面生活習慣有關，像是運動、不抽菸以及不暴飲暴食。患有健康飲食癡迷症的人也樂於向朋友和家人分享及推薦他們的飲食方式[68]，這一點讓健康飲食癡迷症和其他的飲食障礙症狀有著明顯的不同。大部分飲食障礙病症都有個相同的重要特徵，就是非常有隱蔽性，患者通常會向大眾隱瞞自己對食物的想法和行為。但在健康飲食癡迷症狀上，情況卻截然相反，人們樂於驕傲且大聲地向全世界分享他們的飲食選擇。

目前為止，所有症狀聽起來都還滿正向的。然而，健康飲食癡迷症也包含了極端飲食限制、營養失調以及社交孤立等症狀。

截至此時此刻，健康飲食癡迷症仍尚未被列入《精神疾病診斷與統計手冊》*中，因為專家還在建立正式診斷準則資訊，我們也需要更多研究成果，來說服夠多的人們相信這是個眞實存在的獨立病症，值得錄入《精神疾病診斷與統計手冊》中。

---

*《精神疾病診斷與統計手冊》（*Diagnostic and Statistical Manual of Mental Disorders*, DSM）是常被用來診斷精神疾病症狀的分類標準指導手冊。

健康飲食癡迷症的建議診斷準則包括過於專注健康飲食、食物焦慮和非醫療方面的飲食限制，且這些行爲造成了醫療傷害[69-70]。而主要判斷準則是過於專注健康飲食，或是爲了健康而遵循嚴格的飲食模式，可能包含以下行爲：

*戒除並避吃所有被視爲「不健康」的食物。患者可能會突然訂定飲食限制，但通常會隨著時間日趨嚴格：一開始先戒除特定食物，接著再戒除一整個食物類別，最後可能極端到僅靠著「淨化飲食」或禁食來「洗滌」身體。患者並非因爲醫療診斷症狀如過敏或不耐症，或經專業醫療人員指示才禁吃這些食物。然而，如果是因爲腸躁症（Irritable bowel syndrome, IBS）而進行低 FODMAP 飲食⑲（且經由營養專家指示），或是因爲乳糜瀉症狀（coeliac disease）而進行無麩質飲食，則不在此限；因爲宗教因素而不吃豬肉也不屬於這一項行爲。

*如果吃下自己認定爲「不乾淨」或「不健康」的食物，就會開始擔憂這些食物會影響到個人的生理和心理健康，尤其擔心自己可能會因此增加患病風險、惡化疾病情況、感到「骯髒」或產生負面生理症狀。

＊耗費過多時間找尋自己認定爲「安全」的特定食物、閱讀食物和健康相關資訊以及烹製這些健康食物，過程包括花費時間精密測量可吃的食物重量。另外，也可能花費大量金錢購買這類食物，像是超級食物粉末或有機／生物動力食物。

＊吃下「不乾淨」或「不健康食物」後會有罪惡感、羞恥感或焦慮感，通常會導致嚴重壓力，也常伴隨事後彌補行爲。舉例來說，如果吃下自己認定爲「不健康」的食物（無論是不小心或故意），就可能會在隔天進行更爲嚴格的飲食限制以進行補償，像是進行果汁淨化飲食或避吃另一種食物。

＊無法忍受其他人對食物的觀念，深信自己的飲食方式是最好、也是唯一的健康飲食方式。唯一的例外可能是遇見從事相同飲食方式、卻比他更爲嚴格的人。比方說，採取部

---

⑲ FODMAP 爲 Fermentable Oligosaccharides Disaccharides Monosaccharides And Polyols，意即「可發酵性寡糖、雙糖、單糖以及多元醇」。飲食中若含有這類難以吸收卻容易發酵的短鏈碳水化合物，會造成腸道細菌大量增生，導致腸腔膨脹並引起上皮細胞的損傷和發炎。過去研究指出大腸激躁症病人若攝取低 FODMAP 飲食，可減緩腸道不適症狀。

分生食素食飲食的人，可能會認爲採取百分之百生食素食飲食的人更爲健康，也會崇拜他們這樣的飲食習慣。

第二條主要判斷準則是：患者對於食物的成見和偏執概念是否會以某種方式對身體健康造成傷害。這一條準則很重要，因爲這能幫助我們分辨一個人是否只是積極追求更健康的生活方式，還是已經成了醫學所認定的強迫症狀。在醫學上，會以量表區分從輕度飲食障礙到正式神經性厭食症狀之間的病況輕重程度，而同樣的標準也適用於健康飲食癡迷症：症狀輕重程度是從單純抱持某些偏執健康觀念，到輕微的健康飲食癡迷傾向，再到更爲嚴重、醫學上所認定的健康飲食癡迷症。如果要明確診斷病症，就需要在這份量表上劃出明確界線。

在健康飲食癡迷症方面，當患者的生理或心理健康受到影響時，醫學上就會將之認定爲健康飲食癡迷症。患者生理健康之所以會受到影響，可能是因爲不均衡的限制飲食而造成營養不足，或是同樣因爲嚴格限制飲食，非刻意地導致體重下降。因爲在健康飲食癡迷症中，減輕體重並不是主要目的，追求健康才是。而患者也可能因爲花上太多時間思考和食物相關的事情，而影響社交生活、學業或工作表現，或者可能因爲試圖避開涉及食物的工作場合，而造成心理上的煩惱。如果一個人的身體意象及自我價值完全或十分依賴他對「健康」飲食行爲的定義的話，更有可能如此。對我而言，判斷一個人是否有健康飲食癡迷傾向或有飲食問題，最簡單的方式之一就是問對方：如果有朋友今晚突然想要找他去吃披薩，他會有什麼樣的反應。如果他在決定過程中變得焦躁或猶豫不決（排除金錢方面的考量），或是不知道自己能不能允許自己去吃披薩，那他們和食物之間的關係可以說是不太健康。

其他特質雖然無法被當成診斷的主要判斷標準，卻也能協助判斷病況；這些特質包括過度執著於規劃食物選擇、購買食物、烹製食物和飲食方式。我曾看過健康飲食癡迷症患者在超市花上數個小時，固執地確認每項食品上的標籤，最後又放回去。食物常被他們視爲健康的主要來源，而非樂趣來源。靠近禁忌食物也會讓他們備感壓力，甚至包括看到別人吃下他們列爲禁忌的食物。他們對體態的不滿，重心通常不在體重上，而是注意自己是否「健康」又「健全」。就算他們的飲食方式最後導致自己營養不足或營養失調，他們也不會想要放棄這種飲食方式，反而會繼續將目光放在下一項要戒掉的食物上。

實際案例

健康飲食癡迷症仍是一種較爲新穎且鮮爲人知的病症，所以我想提供一些實際案例的細節，希望能幫助你進一步了解詳細病況，以及分辨這種病狀和其他飲食障礙疾病之間有什麼差異。

患者A是個完美主義者，他有點排斥就醫，所以轉向尋求Google醫生幫助，並決定在飲食中排除動物類產品；之後又覺得這樣不夠，所以進一步地戒除了飲食中的麩質和「精緻糖分」。隨著時間一久，他又開始害怕加工食品，因此開始在家從頭到尾自行料理飲食，甚至包括鷹嘴豆泥這類食物。之後，患者也會偶爾進行果汁淨化飲食，排除身體內任何可能影響健康的「毒素」。如此進行一年之後，他開始有了輕微維生素不足的症狀；吃到不是自己親手烹煮的食物時，也會感到嚴重焦慮。這代表他不僅無法外出和朋友一同享受用餐的樂趣，也影響了社交生活。患者的體重沒有什麼變化，衣服穿起來還是剛好，但心情變得很糟糕，每一餐考慮要吃什麼時，也會感到十分困惑。

患者B的自尊心低落，自我認知的身體意象不佳，小時候也曾因外表而受到同儕嘲笑。他加入了健身房，希望能讓體型符合理想體態，同時減少碳水化合物的攝取量以加快進度。短期內的成果很成功，但在此之後，每當患者和朋友出外喝啤酒或吃披薩時，就會覺得自己很胖，隔天在健身房的表現也因此不佳。他擔心這樣會影響進度，因此決定開始戒酒、仔細記錄碳水化合物攝取量，並且開始吃蛋白粉，也不再和朋友們出去。這樣做的結果是，體重符合期待地增加、心情低落，以及因爲吃太多碳水化合物和吃太少蛋白質所帶來的焦慮感。此外，他的父母每次見到他時，仍會說他看起來「很怪、很疲憊」，讓他感到十分困惑又氣餒，覺得自己的計畫沒有效果。

患者C的母親因癌症而逝世後，就非常擔心自己可能也會因爲同樣的疾病死亡。於是他開始閱讀一切與癌症相關的資訊，也變得害怕其中所提到的所有可能致癌物質。漸漸地，他開始禁吃各種不同食物，採買時會仔細檢視食品成分表，同時建立起特定飲食規則，像是每天要吃十種不同蔬菜、每種一份，並避免重複，所有包裝過的食物也都不能吃。最後非刻意地造成了體重下降、維生素不足的結果，在吃下蔬菜或豆類以外的食物時也會產生極大的焦慮感。

在這三個案例中，你可以看到他們並不會特別在意體重，反而都同樣關心自身健康和避免罹患疾病，而焦慮感也是另外一個共同點。這樣看來，健康飲食癡迷症不僅會占據患者太多思緒去思考食物和健康，也不利於心理健康和社交生活。

健康飲食癡迷症與厭食症

「健康飲食癡迷症」一詞的英文（orthorexia）有著和厭食症（anorexia）相同的字根，而兩者之間也的確有幾個共同之處。厭食症和健康飲食癡迷症患者有著相同特徵，像是完美主義、焦慮感、控制欲以及有自制力；兩者在違反特定飲食「規則」時，也會抱有同樣的負面情緒，如罪惡感和焦慮感。但是厭食症患者比較專注於食物的分量，而健康飲食癡迷症患者則比較注重食物的品質，結果就是這兩種患者都有可能在飲食中戒除特定食物類別，因而通常會導致體重下降。然而對厭食症患者來說，減重是刻意爲之的目標，但對健康飲食癡迷症患者來說，體重卻不是重點，減重也不是最終目的。他們通常不想造成這樣的結果，不然就是比起身體健康，體重降低只是次要目標。我先前曾提過，這兩種疾病的關鍵差異之一，就在於厭食症患者通常會試圖隱藏他們的飲食習慣，而健康飲食癡迷症患者則樂於向朋友和家人宣揚這些飲食習慣，甚至會在社群媒體上向陌生人大力推薦。

除了和厭食症有共同之處以外，健康飲食癡迷症和強迫症（obsessive compulsive disorder, OCD）也有些類似的特質，像是花費時間謹慎測量食物分量、計畫飲食內容，而且整天都會不斷想到有關食物的想法，即使用餐時間以外也是如此。而兩者的主要差異則是，對強迫症患者來說，他的想法和偏執似乎與自我理想形象有所衝突，因而讓患者感到痛苦；而健康飲食癡迷症患者對健康飲食的偏執會被認爲是很正常的事，甚至符合患者自身的期望。即使兩種病症有著相似之處，健康飲食癡迷症仍被視爲獨立的一種病症，而非厭食症底下的一種亞型。

現在醫界所觀察到的一股趨勢是，厭食症患者常會在復健過程中，轉向健康飲食癡迷症[71]；這可能是病患所做的妥協，從重視食物攝取量轉向重視運動控制，換成社會較可接受的方式。在厭食症患者之中，有較嚴重的健康飲食癡迷症症狀的病患，似乎比較接近康復的狀態。因爲健康飲食癡迷症的傾向讓他們更能自我控制，也能學習「正常」的進食，代表健康飲食癡迷症傾向可以作爲厭食症復健過程中的一種治療方式[72]。但要注意的是，我並不是說有健康飲食癡迷症傾向的人就代表他們已經完全康復，因爲他們和其他沒有健康飲食癡迷症傾向的厭食症患者一樣，在飲食習慣方面仍然失調，代表他們和食物之間的關係仍然不健康、也不理想。

病因

誰有罹患健康飲食癡迷症的風險？目前研究顯示，受到這種疾病影響的人數比例約占總人口數的百分之一[73]，和其他飲食障礙症狀的罹患機率類似。但高風險族群似乎是對健康和營養有著極高興趣的人，或是因爲工作而需要維持特定體態或健康狀態的族群，包括瑜伽教練、營養學家、營養學系學生、年輕運動員和體育學系學生。

造成任何飲食障礙病症的原因都很複雜，而健康飲食癡迷症也是一樣。試著找出一個特定病因是件很困難的事情，彷彿發病的原因明顯只有一個，但事實上，可能會有數個潛藏問題導致患者罹病。根據目前研究結果（雖然相關研究並不多）加上我自己的臨床經驗，以下是我判斷出的幾項可能誘因和病因。

失控感

和其他飲食障礙病症一樣，「控制感」在罹患健康飲食癡迷症上可能扮演著極為重要的角色。如果有人在生活中經歷困難，覺得對自己的生活失去了控制，無論是父母離婚、經歷分手、遭受虐待、即將聽到重大病症診斷結果，或是對自身健康有著疑慮（像第134頁患者A的情況），食物可能就成了你唯一能控制的東西，這種程度的控制感能讓人感到安全和放心。而控制感可能會以飲食障礙的形式出現，例如厭食症，或是以成為「最健康的人」這樣的目標出現，也就因此導致了健康飲食癡迷症。

社會對美麗和健康的定義

雖然健康飲食癡迷症並不等於想要變瘦，但患者追求健康的目的也可能會受到社會鼓吹的「苗條理想體態」或「瘦的理想體態」影響，而追求視覺上的美麗（見第135頁的患者B案例）[74]。只要隨便問任何一個人，他們認為「健康」的人看起來應該怎麼樣，答案通常會是一個苗條的女人（但不會太瘦），有點曲線、小腹平滑、頭髮柔亮，肌膚也閃閃發光；基本上，幾乎就等於所有知名健身部落客的身材。而「健康」的男性相對則有著結實的身材、明顯的肌肉線條、平滑的肌膚以及明顯的下巴輪廓。

看看《愛之島》[20]相親節目的參加者，這一切就更明顯了：裡面每一個人都符合這樣的條件。他們都符合苗條或結實的標準，因此才會被視爲吸引人或受歡迎的對象。如果你沒看過《愛之島》（無論是英國還是澳洲版本），那就想像一下美國的《鑽石求千金》[21]或《你是那個幸運兒嗎？》[22]等節目。如果有人的體型不符合這些理想標準，可以理解這爲什麼會讓他感到自尊心低落或質疑自身身體意象。

一般而言，媒體通常是飲食障礙的問題來源，但這麼說過於簡化了問題，也無法詳細解釋飲食障礙的複雜性。雖然社會上對於美的定義，會透過媒體宣揚的美麗形象進而影響飲食障礙；然而，一個人是否會罹患飲食障礙，則要視他們是否把這些形象內化、並把自己和這些美麗形象做比較而定。因爲這些照片通常會被美化或修圖，與之相較也不會有什麼好結果，還會讓人覺得自己的實際形象和自己應有的形象有落差。如果有人看到這些形象，卻不會把自己與之比較的話，患有飲食障礙的風險就很低。

除了普遍可見的美麗的理想定義之外，還有一股逐漸興起將健康道德化的風潮，甚至到了認爲追求健康是每個人應有的道德義務的地步。透過進行健康行爲（雖然是極端的程度），人們就會受到稱讚，並被視爲社會中的良好成員，而不會成爲社會健康照護系統中的「負擔」。儘管追求健康可以說是一種相當自私的行爲，卻被視爲是一種無私的追求。

自尊心低落

覺得自己不夠好的感受是種十分糟糕、不舒服的狀態，可能會導致產生不健康的應對機制，尤其在青少年和青年之中，充斥著需要尋找伴侶、融入同儕、找到工作或進入大學等種種龐大壓力，若在這些情境中遭到拒絕，可能會摧毀一個人的自尊心。如果曾有人對你說（無論是隱晦或直接地）你不夠好，不難想像，這可能會導致你產生飲食障礙，因爲最容易也最明顯可見的改變方式之一就是改變外貌（就像患者B一樣）。爲了報復而改

⑳《愛之島》（*Love Island*），英國早期的約會眞人秀節目。

㉑《鑽石求千金》（*The Bachelor*），美國約會眞人秀節目。

㉒《你是那個幸運兒嗎？》（*Are You The One*），美國約會眞人秀節目。

造身材的「復仇式身材」現在也成了流行趨勢，分手後剪頭髮早就過時了。人們在換工作或進入大學時，通常會有「改造自我」的想法，改變的重心幾乎都放在外貌上。而之所以做出這些改變，是認爲這樣能增強自尊心和自信心。

患有健康飲食癡迷症的人通常對自己的身材較不滿，自我認知的身體意象也較差，健康飲食癡迷症症狀和病患與自己身體間不健康的關係也會相互影響[75]。然而，改變外觀以增強自尊心只是治標不治本的方法。

無論是遵守嚴格飲食規則或是因爲嘗試變得更健康而受到稱讚，都只會增加依賴以外貌維持自尊心的程度，也會加深健康飲食癡迷症的傾向。

完美主義

自尊心低落和完美主義之間其實互有關聯，在此之所以分開列出，是因爲我認爲兩者明顯是不同的問題。自尊心低落更強調改善外貌來彌補已知缺點，而完美主義則是在所有生活層面都要達到最完美的境界，外貌只是其中一項。追求完美不僅毫無止境，也需要耗費極大心力，因爲完美幾乎可以說是不存在的。或許你能在考試上拿到滿分，但健康和外表卻是見仁見智，甚至可能會讓人從事極端行爲，以達到所謂的「完美」健康狀態[74]。完美主義者可能會認爲遵守嚴格飲食限制、區分能吃和不能吃的食物、一字一句都嚴格遵守規則，毫無任何例外，就是在這個領域達到完美的方式。

錯誤資訊、煽動不實謠言和健康恐慌

我在臨床上常見到的一大病因是對於健康狀況的某種恐懼，通常會影響個人或其親近的親友。這一類健康恐慌包括父母之一患有糖尿病、出乎意料的血液測試結果，或是突然嚴重腹脹，而接下來的行動通常會是詢問Google大神，然而網路上的資訊正確度卻低得令人訝異：過於誇大的言論、一時流行的節食趨勢或是毫無醫療證照的部落客的可疑發言……，網路上危機重重。無論搜尋哪一種疾病，在Google的搜尋結果第一頁上，都至少有一個網站鼓吹戒掉特定食物或食物類別。而當人處於脆弱狀態時，會更容易毫不懷疑地接受限制飲食或戒除食物的建議，這可能會讓他們走上健康飲食癡迷症的道路；如果這種戒除方式在數天或數週後眞的有效果（而結果通常會有所成效），他們會更加深信不疑。網路上建議戒除的食物通常是糖分、碳水化合物含量高的食物或加工食品，戒除這些食物後通常會導致蔬菜攝取量增加，整體攝取的養分自然也跟著增加，讓人感覺自己更健康。也因爲付出成本很高，他們通常會有著強烈欲望希望能變得更好，這樣的欲望也會在短期內產生安慰劑效應㉓。但是在此之後，逐漸增加的限制和焦慮感只會讓人感覺越來越糟。

節食

雖然健康飲食癡迷症的重心通常不在體重或減重上，但這並不妨礙節食成爲這種症狀的病因之一。節食聽起來可能有點落伍，但它其實並沒有消失，反而重新包裝過，以「生活方式」一詞重新出現。隨便你怎麼稱呼，反正還是節食，最符合的範例就是「淨化飲食」。淨化飲食行動並非節食，而是把重心放在健康上的一種生活方式，但減重通常會成爲這個行爲模式額外帶來的好處。媒體大多將淨化飲食視爲健康飲食癡迷症興起的主要原因；雖然我也贊同背著污名的淨化飲食的確帶來許多壞處，但如果把淨化飲食當成導致健康飲食癡迷症的唯一病因，就太過簡化這件事了。單單使用「淨化」一詞，本身就有問題（請回到第四章了解這種命名方式爲什麼很有問題），但正是淨化飲食本身各種不同的解釋和多變的飲食限制，加上它在社群媒體上壓倒性的成功宣傳策略，讓淨化飲食顯得特別陰險狡詐。一開始進行淨化飲食時，你可能會先戒掉所有加工食物，接著看到某部落客叫你拒吃大豆類，然後又有好幾篇文章告訴你精緻糖分有多糟糕，所以你也開始戒掉糖分；而這樣的情形不斷持續，直到你能吃的食物名單變得超短，你也開始營養不足、甚至變得營養不良。

當潛在問題如自尊心低落、受到拒絕等刺激事件或食物恐慌，遇上網路的大量錯誤健康資訊（特別是社群媒體），就會成為健康飲食癡迷症發展的溫床。我並不是在說社群媒體是造成健康飲食癡迷症的元兇，但接觸到這麼大量的資訊，更容易產生或加劇健康飲食癡迷症。

看起來，社群媒體似乎是造成健康飲食癡迷症傾向的最大影響因素，畢竟整個「淨化飲食」在 Instagram 等社群媒體上獲得巨大成功並非巧合，影響的程度之深，甚至到了如果每天在 Instagram 花上超過一個小時瀏覽食物及健康相關帳戶，就可能會增加罹患健康飲食癡迷症的風險[76]。

㉓ 見第177頁「反安慰劑效應」。

治療方式

因爲健康飲食癡迷症目前尚未列入《精神疾病診斷與統計手冊》中，這種病症並不像其他飲食障礙症狀一樣，有正式明確的治療方式。這也讓民眾難以在國民保健署㉔的醫療系統之下接受免費治療，而在諮詢方面，也必須加入漫長的等待名單之中。

根據我治療健康飲食癡迷症以及幫助前來看診病患的經驗，以下列出我用來幫助患者改善與食物之間的關係，以及患者與自我之間關係的幾種治療方式。

營養學再教育

通常病患對於食物的概念都是源自於錯誤資訊，但這並不是他們的錯，我也不會在診療期間批評他們。每個人在生活中難免都會掉入營養迷思的陷阱，而批評誤信錯誤資訊的人並沒有任何幫助。能夠有所幫助的是，進一步了解這些人對食物抱持著什麼樣的概念，以及從哪裡獲得這些資訊。有時候，我的患者可以明確指出社群媒體上的某個人讓他害怕吃下某樣食物，一旦釐清他們的觀念及觀念來源後，我們就可以開始解開其背後的祕密，並利用附有證據的建議加以反駁。

人們最常抱有錯誤觀念的產品通常是動物產品（特別是乳製品）、碳水化合物、糖分，以及越來越常見的特定錯誤觀念，例如大豆類食品或豆類中的凝集素（lectin）。

人們之所以對特定食物有所誤會，其實是誤解了健康飲食眞正的組成要素，而他們對這些食物黑白分明的思考模式以及強加的規則也不容許任何破壞；因此，當合乎邏輯的公共衛生訊息說需要減少額外糖分攝取量時，卻會被誤解爲「避免攝取額外糖分」。在矯正這些對於特定食物的錯誤觀念時，需要再教育均衡及適度飲食的重要性，還有享受食物的重要性，而不是把重心放在枝微末節上。每個人對於適度的解釋各有不同，但一般而言，這代表了攝取不同種類的食物，避免過度攝取單一食物；也代表了攝取大量蔬果，但如果你某一天加班晚歸，因爲太累不想煮飯而吃微波食物時，也不用抱有罪惡感。這代表要考

㉔ 國民保健署（National Health Service, NHS），英國以下四大公型醫療系統的統稱：英格蘭國民保健署（NHS England）、北愛爾蘭保健及社會服務署（Health and Social Care (HSC) in Northern Ireland）、蘇格蘭國民保健署（NHS Scotland）以及威爾斯國民保健署（NHS Wales）。

慮長期的飲食模式，而非專注於每一餐的每一個小細節。

食物挑戰

在面對任何有健康飲食癡迷症傾向的病患時，首先我會找出他們的禁忌食物及飲食規則，這個過程包括列出病人所認爲的「禁忌」或「不健康」食物清單，以及「允許」或「健康」食物清單。在某些案例中，也可以列出有時候「允許」吃、但會引起罪惡感的食物清單，因爲我們希望消除食物和罪惡感之間的聯繫。除此之外，我們也會列出所有飲食規則，這部分尤其困難，因爲有些規則在你破壞之前，都不會認爲那是一種規則。

一旦列出這些清單後，我通常會請病人依據這些食物引起他們焦慮感或罪惡感的程度，排出順序：引起低、中、高程度焦慮感的食物。在每一次會診中，我們會討論他們的回家功課要面對哪一種食物（通常會從低焦慮感的食物開始）以及最佳應對方式。我會向病患確認，他們在用餐前的狀態是舒適且放鬆的、在進食過程會慢慢享受並品嚐食物滋味，並在吃完之後想出三個正面形容詞來形容這段體驗。這個體驗能幫助病患對抗任何與食物有關的負面想法，而帶來的成果通常有兩種：一種是病患了解到進食過程是個良好的體驗，很高興自己能夠好好享受；另一種則是他們發現自己並沒有想像中那麼享受這種食物，因此這種食物對他們來說再也沒有之前那樣的影響力。這樣的體驗會慢慢地不斷重複，並視需要而定，對不同食物進行挑戰；但無論進行什麼樣的食物挑戰，都由醫病雙方共同決定。之後，我們則會處理社交場合中的食物問題，這也充滿了挑戰性，因爲像吃到飽這樣的場合似乎對許多人來說，都是會引發焦慮的情況。

社群媒體「淨化」

我們對食物的許多錯誤觀念大多來自於社群媒體，尤其是 Instagram。如果檢驗病人的焦慮食物清單，就會發現有許多食物是來自部落客或 Instagram 名人。我會花些時間和病人一起瀏覽他們的社群動態，點出有可能造成問題的帳戶、詢問病人爲什麼追蹤特定帳戶，以及（最重要的）詢問他們在看到對方發布的內容後，有什麼感受。如果他們說看到之後感覺更難受，我會替他們按下取消追蹤的按鈕。同樣身爲在社群媒體上耗費大量時間的使用者，我知道按下「取消追蹤」這個動作有多困難，因爲感覺不太好，若是已追蹤對方一段時間只會更糟；所以我會替患者做出這個動作，讓他們好過一點。十有八九，病患甚至不會注意到對方已經從自己的動態中消失。

如果有人花費大把時間在瀏覽社群媒體動態上，特別是Instagram，那麼減少瀏覽時間也會有所幫助，至少把每天的瀏覽時間降低到一小時以下。當我和病人討論社群媒體時，我通常會發現，他們過一陣子後就會領悟到其中的負面影響，並自動進行改變，像是降低瀏覽動態時間，或是在Instagram上追蹤更多毛茸茸小動物的帳號；在看可愛小狗的照片時，心情絕對不會糟糕！

改善身體意象並鼓勵自我接納

我並非心理學家，所以當病患有著嚴重的自尊心或身體意象問題時，我都會推薦他們一邊和我諮商的同時，一邊也找諮商心理師看診。改善人們與食物的關係，和改善「他們」與「自我及自己身體關係」互有關連，如果能一起進行，會有很棒的累積效應，對我和患者來說，都是莫大的鼓舞。

雖然有許多自我疼惜（self-compassion）和自我接納的練習讓人感覺十分尷尬又很隨性，對某些人而言是難以跨越的障礙，但我覺得這些練習真的很有幫助。如果我們每天都進行負面的自我對話，就會不斷加強這種自我觀感，甚至成了自動跳出的想法；想想看每次看著鏡子裡的自己時，你會不會反射性地想到「好醜」或是立刻挑出缺點？爲了抵抗這樣的反射性想法，不僅需要時間，也需要有意識的努力。想像一下一個像天秤座星座符號的傳統天平，如果每天都朝其中一端加入負面想法，你的自我認知會朝著負面方向嚴重傾斜。抵抗這些負面想法所需要的，不僅僅是一個正面的想法，而是需要持續加入更多的正面想法到另一端的天平上，才能達到兩邊相等的中庸狀態。重點在於，你不會某天一早醒來就突然愛上自己，而是需要付出努力。

爲了要抵抗負面想法，首先，你必須承認這種想法的存在，但如果這種想法是反射性的，說起來當然比做起來容易。我通常會在一開始要求病患在每次對自己抱有負面想法時，就記錄下來，通常是以記帳的方式記錄（有些人喜歡使用表情符號標記思緒的正負性質）。這樣記錄個幾天，通常就會有所成效，能夠幫助他們了解自己有多常想到和自己身體有關的負面想法。人們通常會被自己產生負面想法的頻率之高給嚇到，只有實際把這些想法寫下來、鋪在眼前，才能眞正面對這個現實。而這只是第一步，下一個挑戰是以正面或中立想法來對抗每一個負面想法。承認吧，如果用「我愛我的大腿」這種想法去對抗

「我恨我的大腿」的想法，根本沒有用，你才不會相信。但若是用「我的大腿能讓我走去上班／運動／爬樓梯回家」這種想法來對抗，儘管是中立的想法，卻更爲有效。我會在介紹病患幾個範例後，要求他們嘗試這種做法幾天。一開始，這需要有意識且刻意的努力才能做到，但這樣做的目的是過一陣子後，負面想法會逐漸變少，而內心所產生的正面／中性想法會讓人感覺更爲自然、更爲令人信服。

除了鼓勵更多正面的自我對話之外，我也和病患一起進行自我疼惜的練習。練習項目包括列出你喜歡自己的五十個地方（好難想）、以朋友的角度寫一封信給你自己，或者簡單在一天中抽出時間有意識地對自己好一點。

以上提到的許多技巧不僅適用於患有健康飲食癡迷症的患者，也適用於其他患者。我在診所中看過許多人患有各種不同的飲食障礙症，包括長年節食失敗，或是在大眾媒體、書或社群媒體上閱讀刻意被散布的食物相關資訊；如果上述技巧其中一、兩項能夠幫助到這些人，至少是一個好的開始。

雖然你也能自行做些事情以幫助緩解可能有的健康飲食癡迷傾向，像是在社群媒體上取消追蹤特定人士或做些自我照護的練習，但我仍會推薦找個健康專家提供建議和指導。

但困難的是，聽過健康飲食癡迷症的醫療專家並不多，更別提有過治療病患的經驗了。當人們找上我，通常是因爲我是他們所知唯一知道並了解他們情況的人。

在尋找營養專家時，可以特別注意他們姓名後面所掛的頭銜，如註冊營養學家（RNutr）、助理營養學家（ANutr）或註冊營養師（RD）等。這些頭銜代表他們在大學時是以營養科學爲主修。雖然外面有許多傑出的營養治療師，但我總會猶豫要不要推薦他們，因爲其中有一小部分團體會宣揚僞科學，所以任何掛名都無法保證他們會採取實證態度進行治療，而註冊的營養學家和營養師至少能夠保證有著嚴格的醫療倫理。許多營養學家或營養師（包括我自己）會在進入完整療程之前，爲民眾提供電話諮商的機會，可以詢問任何問題，以確認對方是否適合。如果醫師不提供這樣的機會，你也可以寫電子郵件詢問他們在健康飲食癡迷症方面的經驗。

TEST

你有健康飲食癡迷症傾向嗎？

請回答以下問題。如果你對任何食物過敏，或有因醫療原因而避免的食物，請在回答時排除這類食物。舉例來說，如果你對花生過敏，但並不會刻意避吃花生以外的食物，在「你會出於健康因素而避吃特定食物嗎？」一題中就可以回答「從不」。

	總是如此	經常	有時候	從不
你會出於健康因素而避吃特定食物嗎？	4	3	2	1
你會閱讀包裝上的營養成分表嗎？	4	3	2	1
你會避吃含有特定成分的食物嗎？	4	3	2	1
你會因為擔心自身健康而改變飲食選擇嗎？	4	3	2	1
食物的營養價值是否比味道更重要？	4	3	2	1
你有特殊的飲食限制嗎？	4	3	2	1

你會嚴格遵守飲食限制嗎？	4	3	2	1
你在一天之中想到食物的次數是否超過三次？*	4	3	2	1
你會在網路上搜尋與食物營養相關的文章嗎？	4	3	2	1
吃健康的食物是否能增強你的自尊心？	4	3	2	1
你是否會在健康食物商店中花大錢購物？	4	3	2	1
你吃不健康的食物時，是否會感到罪惡感？	4	3	2	1
你在外面餐廳吃飯時，是否會感到有壓力？	4	3	2	1
你是否更喜歡獨自一人吃飯？	4	3	2	1
你最近是否因為在餐廳菜單上找不到自己能吃的東西，而取消和朋友的約會？	4	3	2	1

* 如果你在餐飲界工作，請專注在與工作無關的食物想法上。

用來評估健康飲食癡迷症風險的常見工具所使用的語言，通常不是很易於理解，所以這張問題清單是根據我在臨床上可能會做的評估項目所製作。請注意，這張表格並非診斷工具，只是提供一個方式，幫助你檢視自己和食物的關係。

*如果你的分數低於30分：你和食物之間的關係應該很不錯。

*如果你的分數介於31分到45分之間：你在食物方面有些焦慮感，可能需要注意這些問題，以避免長久下去會惡化。

*如果你的分數爲45分或更高：你可能患有健康飲食癡迷症，我會建議你尋求醫療專家的幫助，讓你和食物的關係更爲融洽。

第六章

煽動恐懼的食物

「大多數人應該嘗試的唯一一種排除飲食，就是排除對食物的迷思和迷信。」

——艾倫．萊維諾維茨

如果你想讓某個人避吃特定食物或遵循特定節食方式／迷信，最有效的策略就是散播恐懼。看看市面上任何一本節食書籍，他們都採取了煽動恐懼的策略，讓你遠離他們認定為「壞」的食物，並誘使你接近他們所鼓吹的節食教條，這樣才能向你兜售他們的產品、計畫和營養食品。健身產業會使用「麩質對腸道而言就像砂紙一樣」等語句來嚇唬你，讓你戒掉麩質；宣稱乳製品是「酸性」的，會致癌；並點名精緻糖分「有毒」，同時鼓勵你吃生化特性（幾乎）一模一樣的椰子糖。

鼓吹低碳水化合物飲食的族群則會利用人們對現代生活的恐懼和對自然的嚮往，宣稱現代的高碳水化合物飲食正在殘害我們，因此需要採取像我們的曾祖父母、甚至遠古祖先一樣的飲食習慣。而現存的每一種節食飲食方式，幾乎都向我們灌輸了對加工食品的恐懼。

加工食品

什麼是加工食品？這要看你問的人是誰。

精緻食品和加工食品無論是在道德或營養方面，都被視作不好的食物，因為這類食品的纖維含量低，因此容易消化。但因為我們人如其食，在道德邏輯上會認為如果吃「懶惰的」食物，就會讓我們的身體變得「懶惰」，也就是會讓我們變胖。

現代的食物系統與加工方式大大地改善了食物品質和安全，食物的污染更少、傳染病更少，也能確保味道更為一致。罐頭食物和冷凍食物也代表了我們能夠保存住食物的養分；冷凍莓果的營養密度和新鮮莓果一樣，但更為便宜、也能保存得更久；番茄罐頭煮過是為了延長保存期限，但煮過的番茄也代表茄紅素等養分比生吃更容易吸收。加工處理的過程代表著食物能夠被運送到世界各地，讓貧窮的農夫能夠出口食物，也讓我們的飲食比以前更加多元。當然，這一切並非全都是如此正面而美好，還是有一些缺點；我們也該記住，在正值隆冬時吃到新鮮莓果是很難得的，不能視為理所當然的一件事。但是，這些缺點卻不會掩蓋加工食物的優點。

我們喜歡把食物分成明確的兩大類別：加工處理過的（壞的）和未經加工處理的（好的）。但老實說，幾乎所有食物或多或少都經過加工；如果你買的是切好的胡蘿蔔，即使這百分之百還是胡蘿蔔，也算是經過加工；把水果打成果汁時，也是加工處理；萃取和純化楓糖漿以及冷凍豌豆同樣也是加工食品；無論你在哪家超市買鷹嘴豆泥，都是經過加工處理的。

把「加工處理」和「不健康」兩個詞劃上等號並不全然正確。在每天吃下的食物中，有一項可說是最健康的東西，就是經過加工處理的：水。自來水會經過多重加工處理，以去除有害細菌（以免人們喝下腹瀉）、沉澱物和其他雜質。如果自來水沒有經過加工處理，你就有可能因爲感染由水傳播的疾病而死去或病得很嚴重。在證明加工處理不見得是壞事上，自來水大概是最好的例子。

另一個適合的例子則是奶類。來自奶牛、綿羊或山羊的生奶，並未經過巴斯德殺菌法（pasteurised）以消滅有害細菌。少數飲食派別認爲生奶因爲沒有經過加工，所以比較健康；但巴斯德殺菌法其實是食物歷史上最重要的發明之一。生奶中可能含有大腸桿菌和沙門氏菌等有害細菌，並被認定爲造成英國近年來最嚴重食物中毒事件的元兇，而巴斯德殺菌法會將生奶加熱至攝氏七十一點七度至少十五秒鐘，這樣能殺死其中的有害細菌，不僅使牛奶能夠安全讓人飲用，也延長其保存期限。但對那些喜歡生奶的人來說，這並不是重點，他們重視的並非味道或是聲稱的健康益處，而是給全球化大量生產一個教訓，同時表達他們對工業化前時代的嚮往。

除了這些案例之外，我還可以舉出其他例子：即食穀物、豆類罐頭、香蒜醬、冷凍披薩，甚至是切片吐司。在英國，法律規定必須在白麵粉中加入鐵質和維他命B，而這代表即使是最便宜的白吐司，也能提供必要的養分。

但現在已經不是只有「加工」食物和「未加工」食物這樣簡單的兩種分類而已：「超級加工」食物正在逐漸興起。目前爲止，食物需要經過多少加工過程才算「超級加工」食物，這一點尚未有統一定義。要到什麼程度，一種食物才會從「加工」食品變成「超級加工」食品類別呢？因爲定義眾說紛紜，這個詞通常被用來形容「大量生產」、「工廠製造」、「低成本」或「低級」等意思，總之絕對不是種「時髦」的食物。

那麼打著「健康食物」旗幟的品牌呢？就像在討論「垃圾食物」時，健康品牌逃過了一劫，在討論「超級加工」食物時，健康品牌也被排除在外。但那些所謂的能量球，實際上也可以算是超級加工食物。當然，我不是說吃這類食物有什麼錯，但除了行銷和成本以外，健康品牌產品和非健康品牌產品其實眞的沒什麼不同，因此使用雙重標準來判斷並不公平。就因爲某個產品比較昂貴，所以感覺起來更健康、更讓人想吃，但實際上，無添加精緻糖分的有機素食枸杞燕麥棒和廉價的葡萄乾餅乾相比，在營養成分上其實沒有什麼不同。

加工食品和未加工食品二分法眞正的問題在於，所有食物都位於加工處理的連續光譜上，而加工的程度並不能保證食品健康的程度；即使是微波食品等被分在「超級加工」類別的食物，也可能富含營養且均衡。若是沒有食物加工程序，我們仍然處在落後時代，食物也會比現在更危險、更有可能帶來疾病，我們也仍需花費大量時間從頭開始料理食物，而不是隨心所欲地選擇餐點。當然，繁複的食品加工程序也有缺點，但我認爲，在衡量對我們健康狀態所帶來的影響上，整體來說是正面的，只是我們把這些益處視爲理所當然。而加工所帶來的負面影響，也是因爲過度消耗這些食物才造成的，並非食物本身的問題。

天然vs.人工

「無添加人工色素和調味。」

我們深信，天然的比非天然的更好。但這樣的想法有兩大缺點：第一點，「什麼才算是天然？」這是個很難回答的問題。我們要如何定義天然？

在飲食教條中，「天然」似乎是個解釋空間很有彈性的詞，在不同節食方式中，都被用來當作「可接受性」的代名詞。在素食主義中，喝牛奶被視爲不自然，因爲我們人類是唯一會喝其他動物奶類的物種；在低碳水飲食的世界中，經過加工的精緻碳水化合物並非天然食物，因此是不好的；在健康產業中，加工食物和食物原本成長或收穫時的模樣不同，也經過改變，因此應該排除不吃；而在生食素食主義中，烹煮行爲被認爲是「殺害」植物，所以我們不應該以這種方式進食。在這麼多相互衝突的天然／非天然概念中，我們要怎麼知道誰是正確的？

答案是：沒有人是完全正確的。

幾乎所有節食方式和節食書籍的共同點在於，把天然性質視爲食物最具吸引力的特質。節食的人應該攝取「眞正」而天然的食物，而不是人工或加工食物（別忘了，人工及加工食品在節食世界中被視爲天然食物的反義詞）。「好的」、「健康」和「天然」食物通常會融合爲一個類別，個別定義看起來也都差不多，同時也和「壞的」、「不健康」和「人工」一類食物形成對比。天然和非天然之間黑白分明的對立思考方式，正是節食文化拿來建立營養和道德邏輯的根本，這種思考方式被人刻意操弄，以符合節食文化所需。

天然食物之所以被認爲是「好的」，是因爲這類食物很純淨、沒有受到加工過程中所使用的未知物質污染；而行銷正好就以這點爲賣點。你是不是有好幾次因爲在廣告中看到「天然」一詞，例如：「充滿天然益處」、「純天然味道」等，而更傾向於購買那種食物？即使你現在認爲自己已經對這樣的用語免疫，我還是想請你檢視看看家中食品，或是在下次購物時更注意這一方面。

天然性質的定義既複雜又容易誤導人心，而大部分的節食方式也不斷地打破他們自身對天然性質的規定。舉例來說，在低碳水飲食中，精緻食物和加工食物被認爲是非天然的壞食物，但像起司及加工肉品這類產品，卻能幸運地被排除在加工食品類別之外；在健康產業中，加工食物被視作不天然的敵人，但是超級食物粉末和其他粉末營養食品等雖然經過加工，卻被認可是好的食物。營養補充食品常常會想盡辦法鑽進受認證的「天然」食物名單中，通常是因爲這類食品能幫助補充「非天然」、「錯誤」的營養不足之處。

這樣的悖論，在節食方式中以及將天然性質視爲決定健康關鍵因素的論述中，十分常見。舉例來說，雖然白吐司通常被視爲糟糕的加工食品，但全穀物麵包因爲使用了全穀物，就能安全過關，被認可爲天然食品，但全穀物麵包其實並沒有比白麵包更「天然」，因此拿兩者相互比較可說是毫無意義。在製作全穀物麵包時，製造商會將小麥磨成麵粉，與水、酵母菌混合後，再以高溫烘焙；而這只是最基本的製作方式，通常製作過程中還會加入其他食材，以延長保存期限（我們之後再討論這點）。完成的麵包無論從任何角度來看，都不像是「天然」的小麥穀物。沒錯，在營養方面，你是可以爭辯全穀物麵包比白麵包「更健康」，但這樣並不會讓全穀物麵包顯得更「天然」。你當然也可以爲豆腐、杏仁奶、楓糖漿和蔬果汁等其他食物做出同樣的辯解，但重點在於，此處所指的「天然」意義其實和食物的生產方式或成分無關，而是和節食方式中所展現的「健康」和「可接受程度」概念有關；在低碳水化合物飲食中，這代表低碳水產品自動被視爲「完整」且良好的產品，而麵包等高碳水產品，則是「加工」食品；在素食主義中，豆腐和其他豆類產品因爲是植物產品，所以是對我們「有益」而「天然」的食品，而牛排則是「非天然」產品，禁止碰觸。

此論述的第二個缺點是，世界上有許多「天然」食物實際上對人體並沒有那麼有益，如果假設天然就等於最好或最健康，這可是大錯特錯。大家都認爲有機產品更爲健康，是因爲這類產品以全天然殺蟲劑取代了人工殺蟲劑，卻沒有明確證據顯示，天然殺蟲劑的毒性就比較低。有些天然殺蟲劑比人工殺蟲劑毒性更高，有些則較低，天然性和毒性之間並沒有明確正向關係。有許多天然的東西可能對人體有害，甚至會致死，諸如有毒食物、食物所導致的疾病、過敏反應……等，這些都是完全純天然的東西，卻對人體健康完全沒有幫助，反而很樂意帶你走向死亡。

以化學成分來說，人工調味料通常和天然調味料一模一樣，你的身體也無法分辨其中差異之處。身體並沒有這樣的分辨能力，如果要假設身體有能力分辨，就等於浪漫化了其實複雜又毫無情緒的消化過程。無論調味料是天然的還是工廠製造，對健康、安全和美味程度都沒有影響。在人爲控制的實驗室環境中所製造的調味料，每一階段都必須經過嚴格的品管檢驗，因此品質通常都會比味道相似的「天然」調味料好。從大自然中擷取調味可能會遇上很多困難，代價又昂貴，所以像香草等天然食材非常稀有，而這也可以用來支持「使用人工調味料對環境更好」的論點。總而言之，我們的生活方式和吃的食物其實沒有什麼「天然性質」可言，現代食物和它們一開始在野外被發現時的模樣大不相同。

在過去數百、數千年以來，人類不停設法在培育過程中篩選植物和動物，以發展出我們想要的特質，特別是更少的種子數以及更甜的味道。西瓜以前都是籽，果肉也很少，但現在我們甚至可以種出無籽葡萄；我的父母以前有養雞，但即使這些雞因衰老過世後，也不會吃牠們的肉，因爲牠們從出生以來就一直跑來跑去，肉質變得很硬，也不像我們吃過的雞肉那麼好吃。我現在正在筆電上打字，筆電則放在一張量產的宜家家居（IKEA）書桌上，而我正身處大城市中的一間公寓內；老實說，這一切沒什麼是天然的。但詭異而諷刺的是，那些討厭非天然食物的人，通常是用著超級非天然的手機，透過他們無法解釋的科技系統與電磁訊號來進行抱怨。簡而言之，任何讓我們的生活更乾淨、更安全、更長壽、更舒適的東西，都不是天然的。

「天然」一詞的解釋彈性之大，讓這個詞幾乎變得毫無意義；稱呼某一項食物是天然食物，不僅沒有意義、毫無幫助，甚至可能因爲其道德包袱而受到誤解。我們反而應該思考，爲什麼要使用「天然」和「非天然」這樣的分類。是想推論出食物的營養價値還是處理過程？是爲了推動某項政策嗎？還是爲了要讓人感到噁心或恐懼？我們必須好好思考背後的這些因素。

只吃你唸得出名字的食物

這句幾乎滲透了每一種節食方式教條的論述，其實大有問題。不僅太過籠統，暗示著你的字彙量和教育程度會大大地影響你的飲食選擇，聽起來也不太符合科學實驗精神。我甚至認爲，說出這句話的人十分排外，且極具菁英主義。

說出這句話的人，他們不會以缺乏知識作爲鼓勵你學習食物和食材相關資訊的理由，反而暗指你太過愚笨，所以不用了解、也不值得去了解相關知識。我覺得非常不公平，因爲這樣籠統的主張既沒有討論的空間，也沒有提供教育的機會。

這句話同時十分落伍且反進步，我們爲什麼要僅僅因爲能不能唸出名字這種小事，就決定自己要不要吃某一種食物？這引發了一種對於未知、科學、科技和創新的恐懼，但這些事物卻正好帶領了我們進入現在這種極度安全的食物系統。這是非常老套的煽動恐懼手法，尤其常常會用來強調「我的天，化學物質眞可怕」這樣的想法。

我已經說過很多次：所有東西都是化學物質，就算是維他命 C 這樣無害且深受歡迎的東西，如果把它稱爲 E300，同樣也會讓人感到「害怕」。健康產業教導我們只能吃唸得出名字的食物，因爲要是食物的名字很可怕，一定就是可怕的非天然食品。科學家以複雜卻合乎邏輯的方式創造了命名系統，爲所有已知化學結構命名，像魚油中的 Omega-3 脂肪酸也可以稱爲二十碳五烯酸（$C_{20}H_{30}O_2$），維他命 B_{12} 也可以變成甲鈷胺

（$C_{63}H_{91}CoN_{13}O_{14}P$），又或者醋也可以稱爲醋酸（$CH_3COOH$），但這些物質其實一點都不可怕，你也不需要避吃這些食物。換個方式說，我猜你應該知道「氰化物」這三個字怎麼念，但請別吃它；我猜你大概也知道怎麼唸「有毒蘑菇」，但請你也別吃。

總而言之，這個論述只是健康和節食產業中的菁英主義、中產階級、「自以爲高人一等」又一例子，只能幫到負擔得起這種飲食習慣的族群，不太可能幫助一般大眾吃得更健康。

✓懷舊感——別吃得像你祖父母一樣

「以前總是過得比較好」這項論述是幾乎所有節食方式（或「生活方式」）希望說服你相信的。這是一種對於「生活方式」疾病興起所產生的抗拒，以及對於新興現代世界所產生的不信任感，因此，這個論述和「只吃你唸得出名字的食物」有著緊密的關聯。無論是往前追溯幾個世代，要你「吃得像你祖父母一樣」，或是一路回溯至狩獵採集時代的飲食方式，這其中隱含的意思是，那時候的人類比現代人更健康。

懷舊感在低碳水化合物飲食中十分流行，因爲這表達了對人類過去歷史需要掙扎生存、人類勞力普及（狩獵和煮飯方面）以及食物系統較不工業化時期的嚮往。

「我們以前比較健康」這項主張的主要缺點之一，就是現代的疾病傳染率其實遠比以前更低，而我們也因此大大延長了壽命。雖然聽起來有點消極，但我們最後都會因爲某個原因而死亡；我們的祖先罹患癌症和心血管疾病的比例並不高，是因爲他們大部分都活不到這些疾病開始發展的歲數。而沒有食物能像疫苗一樣，爲我們的健康帶來如此深遠的影響。

雖然有「別吃任何你曾祖母認爲不是食物的東西」這句話，但我很懷疑，我的曾祖母會認得奇異果、豆腐、枸杞或「舊石器飲食」麵包這些食物。我的曾祖父母都是歐洲白人，所以他們也不會認得印度菜、泰國菜或是墨西哥菜。而如果你剛好是華人，那你的曾祖父母大概也不知道披薩是什麼；如果你的曾祖母是義大利人，她也不會認得咖哩。我們應該爲了能享用到世界各地美食而感到開心，也該慶幸我們單憑 Google 搜尋的食譜，就能找到食材重現童年時期吃過的菜餚，或是年節時的豐盛大餐。現代食物美妙地結合了當地傳統、進口食物、創新、科技和普遍可得性；曾經，我們的曾祖母需要連續好幾個小時烹煮食物，但我們卻能享受把東西放進微波爐或烤箱，只要幾分鐘就能享用食物的便利。

健康產業界在應對這個觀念時，也顯得非常虛僞，有時候告訴人們要避吃曾祖父母不認識的食物，但下一秒又告訴我們泡菜等發酵食物是最新流行趨勢，或者應嘗試一下新奇的超級食物粉末，又或者加入薑黃能讓拿鐵更健康。任何歐洲白人的曾祖父母都不可能會認得這些食物，但他們卻覺得這些食物沒問題、可以吃？

尤其是現正流行的超級食物，通常給人一種新奇的感覺，但單單只是新奇感還不夠吸引人。他們還將重點一直放在超級食物帶來的健康益處，這受到最大的重視，再加上歷史與文化方面的論述作爲帶有娛樂性質的背景故事，以行銷公關的角度來看十分成功。雖然古代文明看起來是很喜歡吃瑪卡*，但我們之所以對這種食物有興趣，只是因爲它同時能讓我們更健康而已。

抹茶則是另一個特別有趣的範例，當其他超級食物的文化背景故事不停歡喜稱頌著這些食物時，抹茶的背景故事卻不一樣。在日本流傳已久的抹茶製作傳統被徹底抹去，現

---

* 如果你不知道瑪卡（maca）是什麼：這是一種昂貴的「超級食物」粉末，由一種祕魯植物的根部所製成，大公司將其磨成粉後賣給有錢的白人族群以賺取大量利潤。據說味道嚐起來應該像是焦糖，但其實吃起來像乾陶土。

在只被拿來加入各種食物之中，從奶昔、蛋糕到甜點都有。現代人之所以吃抹茶，完全是基於健康目的，因爲許多相關故事都提到抹茶含有抗氧化成分，據說還有抗癌物質。而這實際上也抹除了抹茶起源的文化脈絡；這樣一來，抹茶就被重新塑造爲不知從何而來的食物。這樣做在本質上其實就是一種食物殖民主義，我們控制且重新塑造對其他人有著重要文化意義的東西，好讓它成爲最符合健康產業對健康的論述。

諷刺的是，即使有色人種在整個健康和淨化飲食運動中明顯缺席，整個運動的成功，卻建立在挪用非白人族群的事物上。椰棗、薑黃、薩塔香料㉕、藜麥和番薯等食物，都經過了重新包裝和商品化，作爲健康產業的一部分重新向大眾推銷。而這樣的行爲不僅限於食物，瑜伽也經過粉飾並改頭換面，成了一種健身課程；葛妮絲．派特洛（Gwyneth Paltrow）的 Goop 生活品牌也販賣著各式各樣的水晶和「脈輪平衡」㉖產品。這些食物和習慣在過去都曾被視爲奇怪的外來品，卻僅僅因爲白人部落客或名人任意在各個文化中挑選自己喜歡的部分並加以宣揚，就變成值得我們去傾聽的東西。

我們在想要抱有懷舊感的同時，也想要侵占別人的文化，而健康產業假借健康之名，設法完美地平衡了兩者。

與「我們的曾祖父母吃得比較好」這個信念相反，我們實際上吃得比曾祖父母那一代還要好，也更有可能更長壽、更健康、更輕鬆。我認爲，如果我們的曾祖父母一代有機會認識現在這些唾手可得、新奇又有趣的食物，以及輕鬆就能享用多元化的飲食，他們應該會感到很興奮。如果你問大部分的人，他們都會說年輕時的時代比較好、這個世界正在越變越糟。我們通常會傾向於美化過去，因爲我們的記憶比較容易忘掉過去的壞事，更傾向於記住美好的回憶。我們也把改善生活方式的事物視爲理所當然，像是智慧型手機和變得更便宜的飛航旅行方式等，並把重心放在讓生活困難的負面事物；總之，人們就是不喜歡改變。

懷舊感的影響力十分強大，反襯了所有現代事物都是不好的、也會妨礙我們的這種想法，更打造了「現代等於邪惡、過去等於美好」的完美二分法。現代食物系統因爲加工食

㉕ 薩塔香料（za'atar），一種中東香料。

㉖ 脈輪（Chakra）是源自於印度瑜伽的概念，梵文意思是輪子、轉動，指的是人體中軸線上的能量中樞，從頭至腳共有七處。

品和食物普遍可及性，被描述成一場災難。但就是因爲現代食物越來越容易取得，人類也因此長得越高、越壯、越長壽；人們不需要在廚房裡長時間做苦工，飲食也變得越來越多元化，發生飢荒的機率也大幅降低。我們的現代食物供應系統從籠統的形式到高度集中化的改變，讓我們可以爲食物添加額外的維他命，以避免營養不足，也讓我們打造了機器，更有效率地進行揉麵團或磨可可粉等工作。

毒性論述與糖分

如果你想讓人們對特定食物產生恐懼感，那最容易達成目標的方法，就是宣稱該種食物有毒，而這也就是爲什麼我們近年來對糖分改觀的原因。

然而，把新的食物和糖分等特定食物與成癮藥物相提並論，在所有節食教條中並不是什麼新鮮事。在一九六〇和一九七〇年代期間，大眾普遍對糖分抱有恐懼，而最近，這種論述又開始悄悄伸出它的魔爪。

這種手法非常成功，把公共衛生強調減少攝取量的正確（卻無聊）訊息，謠傳成需要完全避吃糖分的聳動不實訊息。即使公衛機關建議將游離糖攝取量減少到每日攝取熱量的五%以下，我們卻看到各種節食方式建議大眾進行「糖分排毒」，以及如何在生活中完全排除這種「有毒」物質。沒有人會想吃下明知道有毒的東西，因爲有毒就代表無論攝取多少都會有危險，不是只有大量攝取才危險。但這並非事實，任何一個化學家都可以告訴你：攝取量多寡才是決定有沒有毒性的關鍵。毒性是依據分量多寡而定，而任何食物的分量只要對了，就有可能讓人中毒。以下舉幾個例子：

＊短時間內連續喝超過一百杯咖啡可能會致死。
＊一天吃超過五十根香蕉可能會讓你鉀中毒。
＊連續嚼食二十顆蘋果籽，所攝取的氰化物分量可能足以致命。
＊吃四至五顆生腰豆（kidney bean）可能會開始產生嚴重症狀，而吃到身體重量每公斤的三百公克則可能致死。
＊短時間內喝下超過六點五公升的水可能會致死。這曾經在越過終點線的馬拉松選手身上發生過。

這些都是純天然的食物，但就如我們看到的，天然食物其實並不在乎你的死活。

糖分則是一個有趣的案例。所有醫療保健專家都同意，攝取過多糖分不是件好事，但以糖分爲主題的煽動恐懼言論卻存在已久，早在第二型糖尿病和所謂的「肥胖疾病」逐漸興起、促使現代人對糖分進行撻伐之前，就已經存在。十九世紀時，反對糖分的軍團把消化不良或性慾增加等一連串症狀怪罪到糖分上，吃巧克力和冰淇淋等含有糖分的食物，會讓人特別聯想到女性，或是無法「抵抗誘惑」的軟弱；而快轉到現在，把「消化不良」和「性慾增加」替換成「第二型糖尿病」，這句話的其他部分幾乎沒什麼變化。

許多人都認爲完全不含糖的節食方式比含有一些糖分的節食方式更健康，但是卻沒有明確證據能支持這樣的說法。然而，如果你把糖分拿來和非法毒品相比較，這個說法就比較合乎邏輯。一點點古柯鹼可能不會致死，卻會讓你上癮，所以即使只有一點點也很危險，而糖分也被認爲是成癮物質的一種，即使只有一點點也很危險。剛好兩者又都是白色的粉末，這個共同點讓煽動恐懼者更能輕易散布謠言。即使成癮藥物領域的研究先驅表示，沒有足夠證據證明糖分爲成癮物質，而且以公共衛生方面而言，將糖分稱爲成癮物質也沒有實質助益[77]，但這些事實在面對煽動恐懼的謠言時，不僅被忽略，反駁的力道也十分薄弱。

反安慰劑效應

煽動恐懼謠言手法的力量之大，甚至在人們其實對食物完全沒有過敏症狀或其他疾病時，也能讓人的身體產生一些症狀。這種反應稱爲反安慰劑效應（nocebo effect），展現了人類的心靈有多奇妙。

我們都很了解安慰劑效應：在這種效應下，即使沒有給予任何藥物治療，也能幫助病人改善病徵。只要給患者一顆糖果，告知這是止痛藥，他的頭痛可能就會有所緩解；把一個人放到手術台上，剖腹之後，即使什麼手術都沒動就立即縫起來，他們之後也會說自己感覺比較好了。當然，這種效應並非百分之百奏效，但成功次數之多，讓人難以歸爲湊巧。

安慰劑反應會帶來正向效應，反安慰劑效應則會帶來負面效應。如果給一個人一顆糖果和一張副作用清單，那個人在吃下糖果後，有可能會說他身上產生了清單上某些副作用；而在食物界中，這種效應可能會發生在各式各樣的食物上，包括乳糖和麩質。如果你讓宣稱對麩質過敏的人吃下他們以爲含有麩質的食物，他們會說自己產生了過敏反應，即使食物中實際上根本不含麩質[78]；同樣地，如果你給乳糖不耐症的人一顆糖球，有些人會感到腹部疼痛等反應[79]。如果你說這一切只是他們「自己想像出來」的反應，倒也沒錯，但在我看來，這樣說也無法消除這些反應，反而更彰顯了煽動恐懼謠言的手段有多危險。如果一個人相信特定食物會對他造成傷害，那這個想法不僅帶給他心理上的暗示，同時也會欺騙身體，產生疼痛或壓力等症狀。煽動恐懼謠言的手法讓人更難以分辨誰是眞的對特定食物過敏或不耐、誰又是因爲錯誤資訊而產生反安慰劑效應。解決方法並非排除造成焦慮來源的食物，而是消除並糾正這些一開始造成焦慮的食物迷思和錯誤資訊；但這很難做到，因爲每天會都有新的節食導師在散播恐懼。

食物和恐懼癌症的關係

癌症大概是向大眾灌輸最多恐懼的疾病，甚至比第二型糖尿病、心血管疾病或失智症更甚。根據統計，平均三人之中就有一人會得到癌症，而這一點都不令人訝異。每個人在生活中，都曾直接或間接受到癌症影響，也因此讓癌症更容易成爲煽動恐懼謠言的受害者。

正因如此，現代社會流傳著許多與癌症有關的錯誤觀念。在研究人員向大眾進行調查時，他們發現人們對癌症病因的認識可說是大錯特錯[80]：四〇％的人誤以爲壓力和食物成癮會導致癌症，三三％的人誤信電磁頻率和基因改造食品是致病風險因子，十九％的人則認爲微波爐是致癌元兇，而有十五％的人認爲喝塑膠瓶內的水會致癌。然而，這些觀念卻都缺乏科學證據支持。

這些觀念的主要問題在於，它們會讓人們對自己所做的食物選擇感到害怕和焦慮，特別是當他們覺得事情已經超出自己掌控的範圍時。透過矯正人們對致癌原因的概念，或許能夠降低人們的恐懼和焦慮，同時也能幫他們體認到自己有能力降低罹癌風險。

當研究人員從一本食譜中選出五十種常見食材深入探討，他們發現有相關研究顯示，其中近八成的食材會增加人體罹癌風險，但是支持的證據通常十分薄弱[81]。而這類研究經常會成爲網路上常見的「某食物會致癌」等聳動標題文章的理論基礎，儘管所謂的研究中，通常只能證明該項食物和癌症有關（而且還是很薄弱的關聯）。此外，單一研究其實也不足以確認兩者之間的關聯，我們需要檢驗許多研究集結而成的整體結果，才能做出明確的結論。基本上，當你看到這種標題的文章時，內容大概都不怎麼可靠。

近來，逐漸成爲主流的癌症相關恐懼謠言，將焦點放到了動物產品上，特別是乳製品。煽動恐懼的人試圖把道德與倫理方面對這些特定食物的擔心，擴展到對食物營養方面的擔憂。他們假設：因爲食物對環境有害，或是生產過程有違動物倫理，所以一定對人體也有害，因爲我們總喜歡把食物想得黑白分明，只有「好」、「壞」之分。而若是這種食物以某個角度看來是「壞」的，那從其他角度來看一定也是壞的；但食物實際上並不是這個樣子的。也因爲這種想法，網路上才流傳著許多與乳製品有關的糟糕迷思。

乳製品這一類食品涵蓋的範圍十分廣泛，而在其中，我們有證據能證明起司、優格和全脂牛奶對健康有益；同時也有證據證明，乳製品能降低罹患包括乳癌在內等數種癌症的罹癌風險。此外，飲用全脂和低脂牛奶也能降低罹患心血管疾病及第二型糖尿病的風險[82]。因此，牛奶中的荷爾蒙會致癌這種不實傳言，根本禁不起檢驗。

不幸的是，尋求癌症相關建議和推薦最糟糕的地方，大概就是網路了。曾有一篇文章檢驗了網路上各種治療癌症的另類療法，發現「如果遵循這些療法，可能會對癌症病患有害」，甚至有些方法還會積極勸退病患，讓他們不要接受化療等有效傳統療法[83]，而這會造成十分嚴重的後果，因爲不接受傳統癌症治療方式的病人，五年內過世的機率比接受治療的病人高出二．五倍[84]。

碳水化合物恐懼症

碳水化合物幾乎是每一個偉大文明的核心食物，無論是現在和過去，看看世界各地的文明，碳水化合物都是絕大部分人類大型聚落的重要產物。或許我們對以前的狩獵採集時期還抱有懷念，但每一年在研判人類從哪個時期開始吃碳水化合物和製作麵包時，都會不斷把時間提得越來越早。我們馴服了小麥，而小麥也同樣馴服了我們，讓我們在能種出小麥的地方定居。放眼全世界，人類多虧了小麥、稻米和玉米才能興盛繁衍，但我們現在卻興起了一股低碳水化合物飲食的風潮，碳水化合物恐懼症（Carbphobia）也成了一項嚴重的問題。

即使把狩獵採集時期排除在外，低碳水化合物飲食開始的最早時期，也可追溯至希臘的奧林匹克運動員進行的大量肉類、低碳水化合物飲食。於一九二〇年期間，生酮飲食㉗

㉗ 生酮飲食（Ketogenic diet），結合高脂肪、適量蛋白質和低碳水化合物的飲食，強迫人體燃燒脂肪而非碳水化合物的飲食方式。

（我們之後會再提）首次被用來治療兒童癲癇症狀，並獲得了空前成功。從那時起，每隔五到十年，社會上就會興起一股低碳水飲食的熱潮。而無論是因紐特飲食[28]、阿特金斯飲食、舊石器時代飲食、邁阿密飲食法[29]，或是現在於一般大眾之間又重新流行起來的生酮飲食，後者所攝取的碳水化合物量之低，讓身體進入了飢餓狀態。

而如同其他節食方式，低碳高脂飲食（low-carb high-fat, LCHF）也宣稱採取這種方式的減重成效良好。不僅如此，他們更進一步提出這種飲食能夠反轉糖尿病、改善健康狀況的任何指數等極端言論，甚至宣稱目前的飲食指南正在殘害我們，而我們應該避免攝取碳水化合物，並盡可能地攝取飽和脂肪。以下就讓我們來檢驗其中幾項主張。

「低碳高脂飲食方式是唯一最佳減重方式」，這個概念其實禁不起驗證。儘管在營養學中，因爲難以強迫人們以不同方式進食，尤其是在能控制變因的實驗室以外的現實世界進行更困難，所以很少進行隨機對照試驗（Randomised control trials, RCTs）；但低脂飲食和低碳水飲食的隨機對照試驗結果卻顯示，這兩個對照組的結果其實並沒有太大差異[85]，而如同前幾章所提到的，從社會大眾的層次來看，長期效果也同樣不彰。

因爲這些實驗結果，我們同樣也得知，低碳高脂飲食不是治療或改變第二型糖尿病的唯一療法。在某些病例中，這種飲食方式的確能提供些許幫助，但充足睡眠、壓力管理、進行地中海式飲食或增加運動量等方式，也能達到同樣效果。低碳高脂飲食是治癒糖尿病的特殊療法這種觀念，很容易讓人誤以為碳水化合物會導致糖尿病。我們很容易就能看出這種想法從何而來：因為吃下碳水化合物會促使體內釋放胰島素，而第二型糖尿病的特徵就是會阻擾胰島素分泌，以及極高的血糖濃度（如果你需要複習，請參照第三章的賀爾蒙部分）。但營養學裡沒有什麼東西是這麼簡單直白的，這種碳水化合物—胰島素論述，也已經因為過於簡化而遭到揭穿[86]。

此外，攝取穀物及更大量的碳水化合物的飲食方式，比任何異軍突起的「生活方式」疾病熱潮，還要早了幾百年。如果說攝取碳水化合物是導致這些疾病的主因，首先就低估

㉘ 因紐特飲食（Inuit diet），是居住於北極圈附近的因紐特族所進行的飲食方式，飲食特色為多肉、高脂肪、極少蔬菜、極低碳水化合物。

㉙ 邁阿密飲食法（South Beach diet），由美國心臟科醫師亞瑟．蓋斯頓（Arthur Agatston）所創的低碳水化合物飲食方式，建議慎選碳水化合物及脂肪種類進食。

了人類身體的複雜性；其次，也無法解釋爲什麼人類在過去吃了這麼多穀物，看起來卻依然平安健康。然而，不僅僅是他們誤解了飽和脂肪與碳水化合物背後的科學，對我們的健康造成了傷害；同時也是因爲他們煽動了對碳水化合物的過度恐懼，還霸凌了勇於反駁他們理論的人，才讓我將目光放到了這個族群上。在我的診所和網路上，最常見的病症就是碳水化合物恐懼症；幾乎我遇到的所有食物問題或飲食障礙病患，或多或少都患有與碳水化合物相關的問題。他們覺得自己需要計畫進行無穀物餐點、碳水循環飲食，或是同時避吃穀物和糖分，而且認爲如果不這樣做，體重就會上升、罹患糖尿病，或是變得不健康。

我們有大量且壓倒性的證據證明，攝取全穀物、豆類、水果和蔬菜可以帶來大量健康益處。但基本上，低碳高脂飲食運動把這些食物和其他含糖量高的早餐麥片、能量飲料等食物全部歸屬到同一類別。他們把這些碳水化合物來源堆疊成一塊，再跟我們說這些都是不好的食物、相當於幾湯匙又幾湯匙的糖分。這是種十分可笑的簡化說法，因爲像小麥這種食物，不僅含有碳水化合物，也含有脂肪、蛋白質和微量營養素等其他營養成分。此外，我們通常也不會只吃單一食物，而是把不同食物組合成一餐吃下，而每一份餐點所含括的食物種類，也會影響消化過程和吸收養分的速度。所以從生物化學角度來看，這樣的比較並不合理，因爲糖分（蔗糖）的反應，和又長又複雜的葡萄糖原子鏈的反應非常不一樣；如果硬要說兩者在某種程度上是一樣的，根本是故意煽動恐慌。

而把英國的飲食指南當成是第二型糖尿病及其他健康問題的罪魁禍首，也沒有道理。爲什麼？因爲人們從不遵守這份指南。如果人們不信任這樣的指南，你不能把罪怪到指南上。事實上，研究顯示，如果我們能依照飲食指南行事，整個族群會變得更健康。根據二〇一五年的一份研究顯示，一組受試者被告知遵守根據飲食指南所訂定的飲食模式，另一組則進行傳統英式飲食*（對照組）。在十二週後，遵守飲食指南的那組吃進了更多的纖維、不飽和脂肪，以及更低的添加糖分、飽和脂肪，但總脂肪量卻和對照組相同；同時，他們吃進的全穀物也比對照組多一倍。當研究人員評估他們體內的心血管疾病風險因子時，發現飲食指南組預估罹患心血管疾病的機率比對照組低了十五%，因爲他們的發炎機率和血壓都更低了，而低密度脂蛋白膽固醇（LDL cholesterol，「壞」膽固醇）濃度也更低[87]。這是因爲飲食指南旨在增加蔬菜攝取量、全穀物和纖維，並同時降低飽和脂肪及

* 傳統英式飲食的前景很不樂觀：不僅低纖維、蔬食不足、添加糖分高，富含油脂的魚類攝取量也不高。

「添加糖分」，而後者在低碳高脂飲食中常常會被忽略。沒錯，飲食指南以前的確建議人們降低總脂肪攝取量，但現在已經不再這麼說了。低碳高脂飲食的擁護者常爭辯，過去的飲食指南對膽固醇及脂肪的觀念不正確，而我們也因此變得更不健康，所以需要採用不同的飲食方式，而這個替代方案就是低碳水飲食；但他們這麼說，實在大錯特錯。

我們現在已經知道，從社會大眾的層面來看，降低總脂肪攝取量不見得是正確解答，重點反而在於我們攝取的脂肪類型。攝取富含油脂的魚類、橄欖油等植物油、堅果類及酪梨等不飽和脂肪來源的食物，對我們十分有益。無論是像地中海式飲食這種相對高脂肪的飲食方式，或是更低脂的飲食方式，所有健康飲食模式的共同點，都在於降低飽和脂肪攝取量。政府的推薦指南之所以改變對總脂肪量的態度，是因爲科學更加進步、研究更爲詳細；但他們仍然建議降低飽和脂肪攝取量，因爲研究結果也支持這樣的說法[88]。

如果不單看個別養分，也仔細檢視個別食物的話，我們就會驚嘆於科學奧妙所造成的細微差異之處，了解到起司、牛奶和優格等乳製品儘管也是攝取飽和脂肪的良好來源，卻不像其他飽和脂肪食物一樣，會爲健康帶來負面影響，反而會帶來諸多好處[82]。同樣地，這種奧妙的細微之處也體現在全穀物上，全穀物也能帶來高度好處，我們不應該敬而遠之[89]。

如果硬要說低碳水飲食永遠都是不好又不健康的，這就太不公平了，也會讓我看起來和低碳水行動領袖們一樣糟糕。事實上，有時候低碳水飲食對某些人來說十分有效，也能讓他們感覺良好。但低碳水飲食所帶來的健康益處，其實和低碳水化合物的關係不大，重點是看以什麼食物取代碳水化合物。研究顯示，如果以大量飽和脂肪取代碳水化合物，那就可能對健康和壽命有害；而若是以豆類等富含纖維且飽和脂肪含量低的食物取代碳水化合物，那就和地中海式飲食有著類似的效果，也不會增加死亡風險[90]。因此，我再次重申，健康和整體的飲食模式有關，而不是刻意攝取或排除特定食物。即便如此，低碳水化合物飲食也不能完全推卸其責任，因爲仍有眾多低碳水飲食的領袖宣稱，無論攝取多少飽和脂肪，都不會對人體造成傷害。這種主張不僅絕對錯誤，也絕對於人體有害。

糖、糖、糖

糖則是用來總結以上所有煽動恐懼策略的最佳範例：

＊**加工 vs. 未加工**：精緻糖分經過多道加工，因此被認為對人體有害；非精緻糖分（雖然也經過加工）卻被認為是良好且健康的東西。

＊**天然 vs. 人工**：精緻糖分被視為「壞的」食物，但蜂蜜通常會被視為健康的食物，因為它更為天然。此外，糖分通常也被認為是有毒的，除非是水果中所含的天然糖分，人們認為這種糖分完全無害。

＊**只吃你唸得出名字的食物**：煽動恐懼者會說，糖分在食品包裝上會以許多不同名詞呈現，只要唸唸看其中幾個就知道，聽起來有多可怕、多麼不天然。

＊**懷舊感**：很久以前我們都不吃糖，看看當時的我們有多健康啊（但不是真的）。然後糖這種奇怪的外來食材突然出現，把我們的健康搞得一團亂。

＊**毒性**：糖分被認為是有毒的，也被拿來和非法毒品相提並論。

＊**反安慰劑**：如果已經有很多人告訴你，糖分會令人成癮，而且可能會導致心情大變，那你可能會出現頭痛、顫抖和想吃含糖食物的強迫行為等症狀。

＊**癌症**：有個常見的迷思認為糖分會「餵養」癌症細胞，事實上，糖分會「餵養」所有細胞，因為葡萄糖可以作為體內所有細胞的能量來源。你不可能告訴自己的身體

說，你吃的食物（通常會轉化成葡萄糖）只能將養分餵給健康的細胞，而不餵給癌症細胞，這是不可能的。此外，癌症成因也遠比這還要來得複雜，所以把癌症單純化，根本是對癌症病患的一種污辱；你在暗示他們罹患癌症都是因為吃了糖，所以都是他們的錯。說出這句話的你會變成一個很糟糕的人。

＊**碳水化合物恐懼症：**糖分也落在碳水化合物的類別之中，也因此有人聲稱糖分會引發所有現代文明病。

這些煽動食物恐懼的概念主要都是透過大眾媒體和社群媒體傳播出去，包括新的媒體如Netflix等，讓我們彈指之間就能獲得大量資訊。下一章將進一步介紹這些媒介，並檢視這些媒介爲我們健康所帶來的影響（無論是好是壞）。

TEST 煽動恐懼小測驗

下次，當你看到營養及健康相關內容時，請注意自己是否有類似想法：

	是	否
明確把食物分成好／壞食物		
未表明分量，就認定某種食物或食材有毒		
認定某種食物是非天然的，所以是不好的食物		
認定某種食物是天然的，所以是好的食物		
因為不了解某種事物，就假設那是不好的		
因為某項事物是新奇或外來的，就假設那是不好的		
因為某項事物已經出現過許多次，就假設那是好的		
提到「想當年……」		
認為現代化及科技是我們的敵人		
宣稱你對某種食物上癮		
宣稱某種食物或食材會引發疾病		
把一個簡單的答案作為所有問題的解答		

最重要的是，你在了解內容後，是覺得自己學到新知，還是感到壓力／害怕／焦慮？

第七章

社群媒體、媒體與 Netflix

「別把你的幕後甘苦和他人的精華集錦相提並論。」

——史提夫・弗蒂克（Steve Furtick）

一九九五年期間，美國研究人員羅伯特·克勞特（Robert Kraut）和同事為九十三個未曾使用過網路的家庭提供網路和一台電腦，並連續幾年追蹤他們的心理健康狀況[91]。在使用網路一年後，研究人員得出結論，網路使用較頻繁和憂鬱症及孤獨感有所關聯。雖然在數年之後，他們發現大多數負面影響已隨著時間消散，但他們也同時發現，人們越來越關心科技（特別是網路）為人身健康帶來的影響。

現代科技已經不僅僅是使用網路和收看電視，還包括了我們隨時隨地可用手機登入的社群媒體、可收看比以前更豐富多元影片內容的Netflix，以及我們在周遭環境隨處可見的影像及身體意象所延續的影響。這讓我們更加根深蒂固地認為，世界上只有一種理想體態、一種理想飲食方式，以及一種保持健康的方法。

這些事物所帶來的影響，在人類歷史上的存在時間可說是相對短暫，但在這段期間，也大大地影響了我們的生活方式。試著想像一下沒有電視、報章雜誌、網路、社群媒體或廣告的世界；有些人可能認為那是天堂，有些人則會覺得那是駭人聽聞的想法。

社群媒體

截至二〇一八年爲止，Instagram 每個月有超過十億名活躍用戶，Facebook 則有二十二億三千萬名活躍用戶，Twitter 則有三億三千五百萬名活躍用戶。在二〇一七年，有將近二十五億人使用社群媒體，而超過七〇%的網路使用者持有活躍的社群媒體帳戶。在我執筆之際，全球有將近三十億名社群媒體使用者，這個數字十分龐大。

在已開發國家中，幾乎每個人都擁有至少一個社群媒體帳戶，而許多人甚至擁有多個帳戶。我們會花數小時在網上瀏覽這些平台，其中特別頻繁利用手機應用程式瀏覽。而每一條讓手機螢幕亮起的通知，都在要求我們立刻關注。如果你讀到這裡，我想直接假設你應該很了解各個不同的社群媒體平台，以及它們的介面。

但這些網站對我們的健康有什麼影響？情況其實不太樂觀。

憂鬱及焦慮症狀

重度憂鬱症不僅僅是感到有點沮喪而已，這已經成爲每年影響超過數千萬人的重大健康問題，卻只有少數人接受適當治療。

使用社群媒體和年輕族群中憂鬱症狀增加的情況有關。一項有趣的研究發現，比起一天內花費最少時間在網路上的人，花費最多時間在社群媒體上的人罹患憂鬱症的風險更高[92]。研究已經證實Instagram的使用頻率和憂鬱症狀嚴重程度有直接關聯[93]。似乎任何一個受歡迎的社群媒體平台，都和憂鬱症有或多或少的關係。

有趣的是，研究人員曾利用Twitter的推文模式來偵測個人的憂鬱症發病徵兆。他們透過較低的社群活躍度、更明顯的負面徵兆、高度專注於自己而非他人、更明顯關心情感關係，以及更有可能表達自己的宗教思想等方面來進行評估[94]。Twitter在未來有望能作爲診療工具，可向那些未受診斷的人示警他們的異常行爲，以幫助他們及早尋求協助。

不同於其他網路用途，社群媒體會無時無刻推播通知及提示。這些持續不斷的通知會製造一種必須「隨時有空」的壓力，也加劇錯失恐懼症（Fear of Missing Out, FOMO）的症狀。這也解釋了爲什麼使用社群媒體會和焦慮症狀加劇有關[95]，尤其對年輕族群影響更大。而這也導致了「社群媒體焦慮障礙」（Social Media Anxiety Disorder）一詞的出現，意即如果人們不能定期檢視他們的帳戶和通知，就會產生壓力和焦慮感。接收或看到通知會產生小小的多巴胺刺激，讓你感覺良好；雖然我不會把這誇大爲成癮，但當你檢查手機卻沒有看到通知時，你可能會感到失望。在某些情況下，這對有些人來說甚至會陷入無止境的回饋迴圈，感覺有必要發布更多貼文、獲得更多按讚數，才能回復到一開始的良好感受。

社群媒體焦慮的症狀並非一成不變，也有可能因人而異（請於本章結尾查看詳細症狀清單）。但一般來說，症狀通常包括過度需要維持網路名聲或人格，同時也要維持自己的受歡迎度，並定期與網友活躍互動。表現出一部分這類行爲可以說是正常而健康的，因爲我們身處於社會之中，在乎其他人對我們的看法很正常；但若是開始影響日常生活運作，甚至抑制了面對面的社交行爲，那就有可能會出問題。

飲食問題和社群媒體

飲食障礙及相關行爲皆和使用社群媒體有關。在社群網站上瀏覽與健康、健身相關的內容，代表你更有可能罹患飲食障礙，但也更有可能進行健康行爲，例如：不暴飲暴食、不使用非法藥物等[96]。一般來說，在社群媒體（而非特定網站）上花費更多時間，就更有機會產生飲食相關的問題[97]。

在已患有神經性厭食症等飲食障礙的人身上發現，越頻繁使用 Facebook，其症狀就越嚴重[98]；而瀏覽支持厭食症的網站及論壇的人，與不看這些網站的人相比，也會受到更大的負面影響[99]。

Instagram 上有一條鐵則：「圖像首要，文字次之」，這讓「相互比較體型」更容易進行，尤其是與符合纖瘦苗條的理想體態進行比較。Instagram 通常會獎勵符合理想體型的圖像，因為這些照片能獲得更多按讚數和更熱絡的互動。普遍來說，高頻率使用社群媒體會讓你更加關注身體意象以及飲食障礙行為[100]。

約有四分之一的年輕人會傾向使用社群媒體來尋找健康飲食相關資訊，這種現象令人擔憂，因為幾乎所有 Instagram 名人或擁有龐大粉絲群的帳戶都沒有相關證照資格，也並非營養學方面的專家。網路上所給出的建議通常會誤導人，也不像保健廣告一樣受到管制；難怪這麼多人會相信不吃特定食物類別對健康來說很重要，也難怪那麼多人會實行自己追蹤且崇拜的人所散播的瘋狂節食方式。

整個「淨化飲食」運動之所以成功，都要歸功於 Instagram。這項運動的先驅十分依賴這個平台，也曾有（有些情況下也仍然具有）強烈存在感，能觸及並影響數百萬人，即便他們並沒有營養或廚藝相關的正式資格。和以文字爲主的平台相比，Instagram 這種以圖像爲主的平台，讓人們更能感覺到親密連結，因此更有可能接受這些 Instagram「名人」的建議或模仿他們的飲食方式。所以 Instagram 在發展及維持神經性厭食症相關飲食障礙模式上，扮演著關鍵的角色；過度使用 Instagram，甚至已成爲厭食症症狀的危險因子之一[76]。即使現在大部分部落客都已經和「淨化飲食」一詞劃清界線，Instagram 上仍充斥著許多煽動恐懼及錯誤的資訊，而這可能會引發或加強厭食的想法。

自尊心及社會比較

社群媒體和自尊密不可分；在你的社交檔案上，正面的回應會增進你的社交自尊和健康，而負面回應則會降低你的社交自尊和健康[101]。相反地，瀏覽自己的社交檔案似乎能增加你的自尊[102]。這樣看來，你在社群媒體帳戶和檔案上投入越多情緒和心力，社群媒體就越能影響你的自尊心。因此，和社群媒體有著強烈情感連結的人，面臨的風險也最大。

社群媒體的負面影響看來似乎會受到「社會比較」（social comparison）的影響。社會比較就是將自己和他人的特定特徵相互比較的傾向，而我們最有可能比較的對象就是與自己相似的人，也就是我們的同儕。

在人類演化史中，我們一直把自己和周遭社交環境的一小部分人拿來比較，也就是部落之中或是小型社交圈內的人。社群媒體的興起大幅度地改變了同儕的認定範圍，也因此改變了我們比較的對象，但我們古老的大腦卻還來不及適應這種在過去十年內才出現的新興社交環境（Instagram 於二〇〇八年推出）。

我們大腦中的前額葉皮質（prefrontal cortex）和批判性思考等高認知功能有關，在二十五歲以前也受到環境影響而塑造成形。現在，幾乎每個年輕人都會使用社群媒體來追蹤不同帳戶，包括朋友、名流和網紅，Instagram 上呈現的東西被視作現實，也幫助塑造了社會比較。這代表你的大腦分辨不出鄰居和 Instagram 模特兒之間的差異，兩者被解讀成同一個社交團體的同儕，因此成爲了合理比較的目標；而這自然不是太好的徵兆。

和現實生活相比，人們在社群媒體上更容易做出「向上社會比較」（upward social comparison）。這指的是把我們認知中比自己稍微好一點的人，或是我們在某些特質上崇拜的人，不管是外表、體型或成績等，拿來和自己做比較。舉例來說，雖然你不太可能把自己和愛因斯坦相提並論，但你會和班上同學比較成績，特別是那些成績和你差不多或比你稍微好一點的人。雖然向上社會比較有所益處，能鼓勵人們懷抱壯志、成為和欣賞的榜樣一樣的人，但大多數時候，通常會帶來負面效果。

那這和自尊心又有什麼關係？在網路上，你可以慢慢花時間、有策略地建構一個人格，強調你最想要的特質並隱藏缺點；但在面對面溝通時，卻無法擁有同樣的思考時間或彈性。在社群媒體上，人們更有可能只分享生活中最美好的部分，就像是人生的精華集錦一樣；而瀏覽他人仔細建構的社交檔案上所展現的正向精華片段，似乎會讓我們貶低自我價值。基本上，當我們將自己的線下生活和網路上看到的細心策劃的精華片段相比時，會感覺自己不如人。我們一貫會相信：別人的生活過得比我們好，也比我們快樂[103]。

這樣的社會比較陷阱在比較身材時尤其重要。你或許並不感到驚訝：當你花費越多時間在社群媒體上，就是花費更多時間在比較身材上。這也代表你有更高的機率會內化苗條理想體態、對體型感到不滿、批判自身外型和罹患飲食障礙[100]。就如同主流媒體一樣，社群媒體也是物化以及過度性化女性圖像的來源之一，並因此讓這種社會現象更為惡化。

向上社會比較指的不僅是受歡迎程度或外表，同時也會比較人的行為，例如健身方式或飲食方式。社群媒體上有著既定的理想飲食模式，特別是與道德、個人特質有所連結時

（像是很有條理、好的、健康等特質）會更爲強烈。當一個飲食健康的人在社群媒體上發文，分享露出腹肌端著一盤沙拉的照片，很有可能被視爲十分激勵人心的形象。而「我一天中吃了些什麼」的影片之所以在YouTube上大受歡迎也是有原因的，因爲這正是再適合不過的比較工具。

社群媒體提供了大量的社會比較機會。在社群媒體興起之前，我們的社會比較只侷限在學校或公司的時間，回到家就能單純享受父母（或者還有手足）的陪伴。現在，我們隨身攜帶手機，隨時隨地都能瀏覽社群媒體，一天之中花費越來越多時間用手機完成許多事情。社群媒體協助我們迅速且簡單地獲得大量他人資訊，讓我們有更多機會進行社會比較。而這樣的情況讓我們冒著過度暴露於向上社會比較資訊的風險，可能因而逐漸累積對身心有害的影響。因此，不意外地，使用Facebook的頻率越高，會因爲暴露在向上社會比較的風險變高，而導致成人自尊心低落[104]。此外，報告也指出，在社群媒體上做出越多社會比較的人，會有更嚴重的憂鬱症狀，並且感到自己離「理想的自己」形象更遠。

有趣的是，你的「預設」自尊程度也在其中扮演了重要的角色。如果你認爲自己是擁有較高自尊心的人，你通常會覺得自己更容易受人喜愛；而自尊較低的人，則會認爲自己較不受人喜愛。當這兩種人處於自在安全的環境中，都會進行類似的社會比較；也就是說，兩者的行爲模式並沒有實際差異。一旦加入社群媒體這個因素，他們之間的差異就變得明顯。當自我形象受到威脅時，例如在社群媒體上看到理想體態的照片，高自尊的人更有可能做出向下社會比較（downward social comparison），這會讓他們在一看到照片時自尊短暫降低，之後又再次提升。相反的，低自尊的人則更有可能做出向上社會比較，進而降低其自尊[105]。所以，在社群媒體上瀏覽他人生活無法消除低落心情，反而還會更低落，其中一部分的原因就是因爲社會比較。當獨自一人瀏覽社群媒體時，自尊較低的人一定會感到比較難受。但若是在公開團體環境下，可能是和同儕相互比較身材，或是一起討論某個人的 Instagram 帳戶時，其實自尊較高的人在受到威脅時會以拉遠距離、更爲獨立的方式捍衛自我，而這讓他們比較不受人喜愛（「或許她身材好，但至少我更聰明」）。而自尊較低的人則會以較不獨立、較爲依賴人的方式捍衛自尊，這讓他們在團體中較爲受到歡迎（「對啦，她是比我更有魅力，不過她眞的看起來超美、超幸福」）。所以即使自尊較低的人認爲自己較不受人喜愛，但實際上他們的比較方式和互動模式，反而會更受到其他人歡迎。

此外，Instagram 的使用者或許沒有意識到，他們看到的內容可能是源自於發布者的自我展現需要（拍下不吃或不喜歡的食物拍照上傳，只爲了博取「按讚數」），以及受到發布者的飲食障礙行爲所驅使。在 Instagram 上追蹤一大堆陌生人也會導致更高程度的負面社會比較行爲[93]，而這也有助於解釋 Instagram 和憂鬱症之間的關聯。總而言之，「社會比較」正是社群媒體之所以會和憂鬱症、焦慮症、飲食障礙和自尊心之間有所關聯的關鍵原因。

正面影響

當然，我們也該肯定使用社群媒體有其益處，其中最重要的就是與他人溝通。這些網站讓我們能夠和朋友、家人溝通，甚至可以和有著相同興趣的陌生人成爲朋友。許多網路世代的人，包括我自己，都曾和在網路上認識的人成爲現實中的好友，也有越來越多的情侶透過線上約會應用程式認識彼此。透過網路，你可以認識並結交比眞實生活交友圈更爲多元的朋友，與思考方式完全不同的人相互討論，加強你的思辨能力，同時以不同的角度看待這個世界。

最重要的是，社群媒體讓人們能夠加入在現實世界中難以找到的族群。Tumblr 或 Instagram 這種能匿名發表的平台，或許能讓患有社交焦慮或其他心理疾病的人感到較不孤獨。社群媒體也可以成為凝聚力量和社群歸屬感的來源，像是 LGBTQ+ 族群或身心障礙族群，就能夠透過網路認識實際生活中無法認識的人。

社群媒體也讓人們能夠發揮創意，與全世界分享他們在藝術或音樂上的創作，透過部落格、podcast 和 vlog 來創造並分享各種點子。我們甚至也因為能在網路上獲得健康資訊而享受到好處，有些會因當面問人或看書而覺得尷尬的事情，如性教育或心理健康等，現在在網路上就能找到相關資訊。行動科技同時也改善了許多健康醫療照護問題，像是服藥遵從性有所改善、病患對疾病更為了解，以及降低病患錯過門診預約的可能性等。

另外也有證據顯示，使用社群媒體有助於提高自尊心，但使用的方式必須排除社會比較。正如先前所述，當人們瀏覽自己的社群媒體個人檔案時，能夠提高自尊，因為我們能看到理想中的自己、集人生精華於一生的自己[102]。此外，瀏覽家人或好友的個人檔案，通常也不會降低一個人的自尊。然而我們大部分人比起追蹤親友，更常追蹤陌生人，尤其是在 Instagram 上。

像 Instagram 這樣以圖像爲主的社群媒體平台，可以帶給使用者附加好處，降低自我評估的孤獨感，反觀 Twitter 和 Facebook 這些以文字爲主的平台，就做不到這點[106]。以圖像爲主的社群媒體平台，實際上可能有助於降低孤獨感，因爲圖片讓人感覺能夠實際與另一個眞人溝通，而不是在跟物品溝通，也能更加理解另一個人的生活。人們辨識圖像的速度也比文字快速，因此讓 Instagram 和 YouTube 等平台更爲平易近人。

最後，無可否認的是，社群媒體讓我們能輕鬆分享食物圖片及食譜，鼓勵人們嘗試以新烹飪方式做出的新料理。現在，有許多人都會利用社群媒體發掘新食物，並分享自己的用餐體驗。

大眾主流媒體

雖然很想將吹捧不切實際的身材審美標準怪罪到主流媒體上，但事實往往更爲複雜。綜觀歷史，理想體態一直受到社會上文化及政治氛圍的影響；到了現代，又再加入了媒體的影響（包括電視、電影和報章雜誌），讓它成爲遠比以前更有影響力的存在。

我們每天都受到這些媒體報導影響，多到我們甚至無法客觀而精確地說出，這對我們造成的影響有多大。我們都很想相信自己不會上廣告的當，但如果事實眞是如此，那麼各大公司就不會花大錢買廣告看板和電視廣告了，可見廣告還是有一定效用。

有項驚人的研究是針對斐濟（Fiji）在一九九五年引進電視之前和之後的飲食障礙比例變化進行觀察。在傳統上，斐濟人鼓勵眾人抱持健康食慾，同時也比較喜歡象徵財富和繁衍的圓潤柔軟身材。如果對自己有著強烈的身分認同，又與文化緊緊相繫，一個人對飲食障礙的抵抗力就很大；而這正是斐濟在一九九五年以前的情況，整座島上僅有一例厭食症案例。但自從電視被引進後，節食的比例從零一路竄升到六九％，人們也出現明顯的飲食失調症狀，而他們也會把電視上頗具魅力的影星視爲鼓勵他們節食的動機來源[107]。在後續追蹤研究中發現，即使只是間接接觸到主流媒體，也會增加罹患飲食失調的風險[108]。

飲食障礙的成因涉及多方面因素，十分複雜。如果說媒體必須爲飲食障礙的發展負起全責，那就過於簡化整件事情了。但我們的確可以說媒體扮演了一個重要角色。那麼，爲什麼會這樣呢？

影響人們罹患身體意象及飲食障礙的主要來源有三個：父母、同儕及媒體。這三個來源透過內化健康與美麗的社會標準及比較外貌，來對你產生影響。而媒體之所以會爲身體意象帶來負面影響，是因爲人們通常將自己的身體拿來和媒體上出現的身材做比較，或是內化了這些身材所代表的健康與美麗標準。

基本上，當你結合了利益可觀的節食產業以及需要達到某種特定身材的媒體壓力，所造成的飲食障礙比例高得令人擔憂，卻也能夠理解。文化標準及審美標準不是什麼新東西，但媒體影響力卻是近代才加入的驚人強力因素。

對女性而言，對體型的不滿是源自於（同時也加強）由三種基本元素組成的系統：理想化苗條身材、對肥胖的非理性恐懼，以及深信不疑體重和體型是個性及自我價值的關鍵因素。對男性來說，這個問題也越來越嚴重，但比起苗條，他們更強調結實和強壯這兩個特質。而媒體在塑造及加強這些印象上，扮演了重要的角色。

透過媒體訊息的渲染（特別是網路），西化的社會文化價值和對理想體態的強調，被認爲是發展飲食失調和飲食障礙的危險因子[109]。不斷接觸到媒體所描述的理想身材，會讓人把這個想法內化，開始將這種體態視爲正常且實際可行的必要方式，好變得有吸引力且有魅力。而這種理想與我們實際身材之間的落差，以及我們因此感到的不足感，都會導致對自己身材的不滿、自尊心低落，同時提升罹患飲食障礙的風險；而且無論是哪一種類型的媒體，都會導致這種狀況產生。

有趣的是，似乎並非所有人都會受到媒體的理想體態所影響，但就大部分人而言，都會受到影響，影響嚴重到即使把媒體當成危險因子，也十分合理[110]。對那些受到負面影響的人來說，他們更有可能內化這些想法，因而面臨飲食失調的風險。整體而言，媒體對女性身體意象及飲食習慣的影響似乎偏向負面後果[111]。

這樣的論述不僅很有道理，同時也解釋了爲什麼負面身體意象及飲食失調的情況不斷發生在成人身上（通常是年輕人），無論種族、社會梯度、文化或國家，媒體的影響力無遠弗屆、無所不在。這不僅解釋了爲什麼對體重和體型的在意以及減肥心理通常會在童年或青少年時期出現（因爲媒體將兒童及青少年視爲主要目標族群），也解釋了爲什麼這些擔憂在年輕人族群中十分常見，更解釋了爲什麼這種情況的存在已長久到讓他們認爲擔心體重與體型是「正常」的。

但若是媒體的影響力這麼強大又無所不在，而且幾乎所有年輕人都接觸過這樣的內容，那爲什麼只有一小群人會發展出飲食障礙的臨床病徵呢？如果你也考慮到媒體其實並不會單獨行動的話，心中自然就有解答了。如果將強調苗條體型的媒體曝光影響結合其他風險因素：同儕間對體重和身材的討論、家族減重歷史，以及受到父母和兄姊增強的苗條理想體態等；即使我們假設每一個因素在總人口中發生的機率只有三五％（非常保守的估計），則四個條件同時發生的機率爲〇・三五[4]，也就是總人口的〇・〇一五，即一・五％。有鑑於英國患有飲食障礙的人數約占總人口的一到二％，這個結果和實際數字其實是符合的。

雖然媒體的確對我們所看到並理想化的身材有所影響，但向上社會比較的機會相對來說較少。相較於以同儕爲主的社群媒體，我們在報章雜誌和電視上看到的是模特兒、名流和知名人物，卻不會同樣視他們爲我們的同儕；相較於社群媒體，人們也知道傳統媒體比較會使用編輯及修圖等修飾技術。

儘管如此，這些傳統型態的媒體還是有其魔力，讓我們將其呈現的人們視爲偶像；我們認爲他們在某方面是特殊的、值得注意的「天選之子」，他們受到肯定，可以出現在螢光幕上或我們翻閱的讀物中。特別是在現今的數位時代，如果看到你的名字或臉孔出現在印刷品上，好像特別值得興奮。

根據一項對成人女性及青少女所做的調查，接觸到強調或美化苗條形象的雜誌和飲食失調行爲之間呈現正相關[112]。如果你想看起來像個明星或模特兒，這可能是你會開始在乎體重、節食行爲和暴飲暴食的強烈徵兆。而一項類似的研究針對近八百名青少女進行調查，發現有將近九〇％的人說她們渴望獲得媒體所宣揚的那種苗條身材，因此會進行極端節食行爲或飲食失調的方式來達到目的。

電視形象也是如此，無論年輕女孩對自己的實際體型或認知體型爲何，如果提早接觸到苗條形象，也會同時提早她們在意身體意象問題的年齡；而無論體型或種族爲何，這點對所有人都有影響。年輕女孩看電視的時間越長，就越有可能內化那種苗條體態；特別是在青少女時期，女生如果把外貌看得越重，她所認知的自我價值越容易受身材影響，也越有可能對自己抱持著負面身體意象。

而這一切都可以歸因於與女孩和年輕女性相關的三個關鍵事實：首先，來自媒體的認知壓力會讓她們想要追求那種苗條形象，而這會導致對身材的不滿；第二，這樣的壓力會導致她們內化苗條理想形象，代表更有可能導致習慣性飲食失調；第三，這些問題在「高度內化者」這個次要族群內更爲嚴重。此族群更爲敏感，也更容易受到苗條理想的影響，將這種內化的理想視爲理所當然，專注於反省自身不足，因此更有可能對自己的身材感到不滿。

許多關於媒體和身體意象的研究都把重心放在女性身上，但大家也因爲逐漸了解到結實強壯的身材圖像可能爲男性帶來的影響，而越來越好奇媒體對男性的影響。健身房會透過展示強壯男性使用館內器材或營養補充品的照片，來兜售他們的產品和服務，而效果通常十分良好。這種說法能說服男性，他們只要加入健身房或吃營養補充品，就能變得像照片中的男人一樣健壯；即使這些特定照片和其他照片一樣，是大多數人都無法達成的體態。隨著時間過去，這些照片中的身材也變得越來越壯碩。

被傳統媒體所影響，感受到壓力要改變身材、變得更強壯的男性，通常也更有可能把自己的體態與媒體圖像做比較，並覺得自己的身材更差。這樣的糟糕感覺代表這些男性更有可能做出負面行爲，例如增加類固醇用量、提高營養品攝取量，也更有可能罹患肌肉上癮（muscle dysmorphia）、暴食症或神經性厭食症[113]。這些行爲和病症可能會產生健康問題或導致死亡，包括自殺。肌肉上癮是特別在男性族群中逐漸興起的問題，隨著媒體圖像而施加了更多壓力，讓人更有可能覺得自己的身體「有所缺陷」或是「不夠壯碩」。如果漸漸被想要獲得理想強壯身材的渴望壓倒，那就有可能變得對身體抱有嚴重的焦慮感，進而嚴重影響生活。

事實上，暴露在媒體所宣揚的理想體態之下，對男性和女性所產生的影響並無二致，兩者皆同樣受到影響，也對自己的身體感到不滿；這絕非女性獨有的現象。

除了飲食問題和身體意象外，過度媒體消費似乎也和憂鬱症有關。這樣說來似乎很有道理，因爲媒體曝光會啓動許多機制，影響憂鬱症的發展。首先，花費過多時間在螢幕前，代表你沒有太多時間和其他人面對面交談或參與可以預防憂鬱症的活動，像是運動等。如果有人晚上花太多時間待在螢幕前，可能會影響對學習和記憶來說十分重要的睡眠，也會影響正常情緒發展。而另一個媒體可以直接造成憂鬱症的機制，則是透過因觀看內容而內化的訊息。比如說，電視節目通常會呈現宣揚理想身材或個性特質的角色和情境，可能會促使向上社會比較，進而導致自信低落。媒體也可能展現高度刻板的社會人口學因素，如性別、種族、性取向和職業；這些刻板印象可能會干擾正常身分認同發展，同時也會促使人們以不好的方式進行社會比較。同樣地，我們在螢幕上看到的內容，也可能非常負面或容易引發焦慮，進而導向極度悲觀、絕望的世界觀。這些影響加起來的效果，可能會增加脆弱觀眾罹患憂鬱症的風險。

把以上所有影響集結在一起，毫不意外地，研究的確顯示電視以及媒體總體曝光，會增加年輕人罹患憂鬱症狀的風險，尤其是年輕男性[114]。而花在看電視及使用電腦上的時間（一天超過六小時）也和成人罹患憂鬱症的風險增高有關[115]。電視節目會特別插入大量廣告，目的是讓觀眾覺得除非自己買了廣告的東西，否則生活就無法滿足。

另一方面，人們也會把電玩遊戲或看電視等媒體娛樂當作社交活動，而這樣就能消除部分負面影響；實際上，也有特定電視節目內容能夠降低憂鬱症風險。「幽默」是許多節目重要的一部分，通常能逗人發笑，而笑聲可以降低壓力、讓心情變好，但這對重度憂鬱的人似乎並沒有用。患有憂鬱症的人可能會因爲社交孤立或缺乏精力而花更多時間看電視，無論他們的觀賞習慣是否爲發病的原因之一。

除了心理健康以外，花太多時間看電視也會影響我們的身體健康。因爲當你一天花上數個小時看電視，很有可能持續坐了同樣久的時間。無論你做了多少運動，久坐姿態（連續坐著數個小時）都有可能會提高罹患心血管疾病或死亡的風險。有一部分也是因爲長時間久坐可能會增加體內發炎和壓力的情形[116]。我這樣說並非想要把你從電視前面嚇走，只是想要強調，任何事情一旦過度都不太好，尤其當你的工作是需要坐一整天的類型。

正面影響

媒體會為人類健康（特別是心理健康）帶來嚴重的負面影響是顯而易見的，但是，媒體也能帶來一些正面影響。透過媒體管道的曝光，你可以了解週遭的世界、不同的族群如何生活，以及在你周遭環境以外發生的事情。對孩子來說，電視節目可能具有教育意義，也提供學習的機會。《芝麻街》就是一個很好的例子，兒童可以透過收看該節目，學習簡單的算術、字母、友善的態度，甚至是複雜的議題如身體障礙和種族等。

雖然電玩遊戲受到很多抨擊，但也有其優點，特別是某些遊戲能幫助人們學習並精進運動技巧和協調能力。

網路方面值得肯定的一點是，網路加上其他媒介，包括大眾媒體和社群媒體，讓身障人士也能夠接觸外界資訊；讓有心理狀況的人們在感到自在的家中就能獲得幫助。比起電話，網路也讓家暴受害者更能安全地向外尋求協助，因為更容易抹去求救的證據。

整體而言，媒體的確帶來一些益處，但你可能也已經發現，這一小節的篇幅比其他潛在負面影響的篇幅還要短。

總而言之，接觸以苗條、結實爲理想體態的媒體會產生許多負面效應：可能導致對身體更加不滿、自我批判更加嚴重、自尊更爲低落、負面情緒、飲食失調、自我意識更高、與體重相關的外貌焦慮更高、憂鬱感、羞恥感以及罪惡感。這些結果眞的很糟糕。

錯誤資訊與 Netflix 的興起

大眾媒體和社群媒體最大的問題，在於容易取得且廣泛擴散的錯誤資訊：四二％的美國社群媒體成人用戶曾說，他們在社群媒體上找到的資訊會影響他們的健康選擇，包括飲食、運動和壓力管理；而在十八至二十四歲族群中，有將近九〇％的人表示，他們會相信在社群媒體上搜尋到的醫療資訊。我覺得這樣的情況令人十分擔憂。

網路上的資訊和建議其實並未受到眞正的法律管制，任何人都可以假扮成專家，並藏起背後的利益衝突。毫無疑問地，社群媒體在其中扮演了關鍵角色，而這點也受到了熱烈的討論。但我們討論得還不夠深入的是，那些有著昭然若揭主張的紀錄片，以及在散布這一類內容給廣大觀眾的過程中，Netflix 串流服務所扮演的角色。

《健康不可告人的祕密》（*What the Health*）、《脂肪、疾病與瀕死經驗》（*Fat, Sick and Nearly Dead*）、《食療仙方》（*The Magic Pill*）、《基改？天老爺！》（*GMO OMG*）……等，越來越多紀錄片在網路上唾手可得。

像《健康不可告人的祕密》這樣的紀錄片，其實不應被稱爲「紀錄片」。這種電影其實是宣傳活動的一部分，表面上以中立態度來傳播資訊，實際上卻透過扭曲現有證據、引用「專家」意見，並以訴諸情感的煽動恐懼語言，推動其主張。這些影片不屈不撓地煽動恐懼，到最後，你會想要馬上推翻現有的整個飲食模式，並相信特定食物會讓你致死或造成嚴重傷害。與其說是紀錄片，倒不如說是恐怖片。

《健康不可告人的祕密》有著極爲明確的主張：它宣揚了純素飲食才是預防和治療幾乎所有疾病的解答，任何不符合這個模式的食物（蛋、乳製品、肉類、魚類）都被醜化爲敵人。而他們所「發現」的這些資訊，都被「大食物」（Big Food）＊隱藏起來，企圖向

＊ 你知道那些只在乎利潤，而且對我們的食物供應鏈有著無限龐大影響力的大型工業食品製造商和生產商嗎？這個詞指的就是那些人。

大眾隱瞞眞相。

但是這麼做非常虛僞：在影片中支持這項主張的利益衝突都被突顯出來，卻沒有告知觀眾，幾乎每一位受訪者背後也都有著對自己有益的利益衝突，無論是他們的節食書籍、健康補給品，還是他們的社運工作。即使這樣不足以讓你懷疑他們所說的話，我依然堅決認爲他們的意見屬於偏見，應該要對兩方論述都拋出相同的質疑。這些紀錄片的立場既不公正，也沒有對支持的一方提出任何懷疑，因此形成了嚴重的雙重標準，更加降低了其可信度。

把這部片和《食療仙方》做比較的話，後者推崇低碳水化合物、高脂肪及大量動物產品的生酮飲食／舊石器時代飲食。這類飲食可說是和純素飲食完全相反，但如果你兩部影片都看過的話（但我極力反對你看），你會看到兩者之間有著驚人的相似之處。

首先，兩者對「我們該吃什麼」這個複雜的議題，都有著非常簡單的解決方案：「吃純素！避免糖分！攝取脂肪！只喝果汁！」世界上只有一種健康飲食方式，而且必須完全忽略支持其他飲食方式的任何證據。第二，兩者皆仰賴名人和醫生（或營養治療師）熱烈支持這種飲食方式，即使有錯誤，也只會說出正面的支持言論。這種醫生通常不會進行一對一看診，而是在網路上販售節食書籍或健康食品，且「絕對、絕對、絕對」沒有抱持偏見。比起數之不盡的研究結果，減肥趣聞和眞實案例更能說服大眾，因此加入這些見證故事絕對有所幫助。第三，他們會使用最爲瘋狂的語言來煽動恐懼感：「毒素！化學物質！傳染性！災難！致命！」刻意營造致命感這點非常重要，這通常會伴隨著體型龐大之人的走路模樣、吃可怕食物的模樣，以及體內逐漸累積脂肪等常見的侮辱性圖像。

大部分的食物紀錄片之所以不好，是因爲營養科學並非絕對的。即使在營養相關研究中，也極難判斷「X食物會造成Y疾病」的因果關係，但我們還是喜歡這種簡單的論述。這些影片簡化了複雜的潛在關聯，暗示有些好的食物能夠預防疾病，也有壞的食物會引發疾病，而你只要知道這樣就好了。

沒錯，這些見證故事的戲劇和情緒效果都有其影響力和目的，而他們也成功了。他們主要的目標是讓你改變，而你要是不改變的話，就會感到不安。這類紀錄片所帶來的危險之一是，他們會以嚇唬的方式，讓人們劇烈改變飲食選擇，然後又會爲了下一波熱潮拋棄這種飲食模式；或者人們會因爲害怕而維持這種飲食模式，一有任何違反都會導致嚴重焦慮感，讓人進入一種與健康飲食癡迷症類似的情況。如果未經過醫療專家的指示，這樣劇烈的飲食模式轉變會因資訊不足而造成危險，也更可能造成營養不足或生病的結果。舉例來說，《健康不可告人的祕密》中有一位「專家」宣稱，只要吃足兩千卡路里的米飯，就能滿足身體總蛋白質需求，但這完全忽略了一個事實：米飯並未含有足夠分量的氨基酸，而這樣（長期下來）可能會造成飲食缺乏白胺酸。還有，任何把雞蛋與抽煙相提並論的人，都不夠資格向大眾提出醫療建議。《食療仙方》甚至更進一步暗示生酮飲食能治癒癌症，這是個危險至極的說法。

幾乎所有紀錄片的拍攝場景都位於美國，也聚焦於美國的食物供應，而美國的飲食與英國、歐洲及澳洲都非常不一樣。我們應該對片中所說關於食物供應和食物製造的一切資訊抱持著半信半疑的態度，也不應假設其他國家的情況與美國相同。

Netflix的健康紀錄片無法幫助我們變得更健康，或是更了解健康。這些紀錄片反而混淆了我們對營養科學的認知，也掩蓋了那些眞的能幫助我們活得更健康的營養眞相。

結論

無論你是受到大眾媒體或社群媒體的正面或負面影響，或是幾乎沒有受到影響，這一切端視複雜的個人特質與周遭社會氛圍的相互作用而定。多數時候，媒體當然也不想帶來負面影響。大部分媒體製作人和社群媒體網紅最原始的動機並不是想要傷害大家，但這卻無法消除他們製作的內容帶來負面影響的責任。

再次重申，千萬不要從譁眾取寵的紀錄片製作人那裡學習營養相關資訊。

TEST

你有社群媒體焦慮症嗎？

檢測一下，你是否有以下社群媒體焦慮症的常見症狀：

	是	否
中斷對話以查看自己的社群媒體帳戶		
向他人隱瞞你花在社群媒體上的實際時間		
與親朋好友疏離		

曾經不只一次試圖停止或減少使用社群媒體的時間，卻從未成功		
對其他活動失去興趣		
為了在 Facebook 或 Twitter 上留言，而忽略工作或課業		
無法使用社群媒體時，感到自己有戒斷症狀		
一天花超過六個小時在 Facebook、Twitter 或 Instagram 等社群媒體上		
感到自己有極端需要在社群媒體上和他人分享事情		
為了查看社群網站，手機一整天都不離身		
使用社群媒體的時間通常比你計畫的時間還久		
如果不確認通知內容，就會有嚴重的緊張感或焦慮感		
因為使用社群媒體而對你的私人生活或工作／學業帶來負面影響		

回答「是」的項目越多，你越有可能對社群媒體抱有焦慮感，或許應該考慮減少使用時間。

TEST

媒體如何影響你的身體意象？

請閱讀以下每一項敘述，並圈選出最符合你想法的分數。

	完全不同意	非常不同意	沒有意見	非常同意	完全同意
我在看電視或雜誌時，會感到有必要減肥的壓力。	1	2	3	4	5
我會把自己的身體拿來和電視上的人做比較。	1	2	3	4	5
我想讓自己的身材看起來和雜誌上的模特兒一樣。	1	2	3	4	5
我想讓自己的身材看起來和電影中的演員一樣。	1	2	3	4	5
我在看電視或雜誌時，會感到有必要擁有完美身材的壓力。	1	2	3	4	5

我在看電視或雜誌時，會感到有必要運動的壓力。	1	2	3	4	5
我會拿自己的身體和擅長運動的人做比較。	1	2	3	4	5
我在看電視或雜誌時，會感到有必要改變外表的壓力。	1	2	3	4	5

分數越高，代表你越依賴媒體及社會理想型態來塑造你對自身身材及體重的看法。

第八章

運動、健身照片與身體意象

「美麗的定義是對自己的外表感到自在，關鍵在於了解並接納真正的自己。」

——艾倫・狄珍妮（Ellen DeGeneres）

我還記得當我第一次走進倫敦一場熱門的健身與健康活動時，就立即被一群身著萊卡布料的人包圍，到處都是坊間各種蛋白營養補充品的大幅廣告海報，以及教練大聲對一群人吼著：「再用力點！感受脂肪燃燒！如果你沒有流汗，那還不如離開！」我馬上感到一股強烈的自卑感。

毫無疑問地，運動是健康重要的面向之一，但健身產業卻把重心放在外表美觀上。只要看看 Instagram 上最受歡迎的健身帳戶就知道了；這些使用者不一定是最健美或最健康的，而是有著最美觀的體型，他們小腹平坦（甚至有明顯腹肌）、腰圍纖細、擁有完美翹臀，深具吸引力。

除了什麼該吃或不該吃的趨勢不停改變之外，健身界也一直有著令人困惑且不斷改變的趨勢；精緻的室內飛輪教室與戶外的訓練營課程、瑜伽、皮拉提斯、芭蕾提斯（Barre）、CrossFit 運動以及各式各樣的高強度間歇式訓練課程（high-intensity interval training, HIIT）等。這些高強度間歇式訓練課程都爭相成爲世界上最困難的運動：能夠燃燒最多卡路里、或是能夠讓你最快速瘦身的課程。它們之間的競爭非常激烈又很火爆，十分嚇人。

健身照片

如果你最近有花點時間瀏覽社群媒體，就會看到「強壯而不瘦弱」的趨勢。

「健身鼓勵」（fitspiration）或「健身照片」（fitspo）這樣的標籤主要在 Instagram 上興起，指的是能夠激勵人心的健身照片（健身＋靈感＝健身鼓勵）；既然是照片，就會著重圖像的美感呈現。Instagram 上有著數千萬張的健身照片，而這個詞是由支持厭食症的網站上常見的「苗條鼓勵」（thinspiration）一詞改編而來。雖然苗條鼓勵網站支持並鼓勵減重和飲食障礙行爲，健身鼓勵也應該鼓吹健身及健康生活方式。然而問題是，健身照片是不是其實無異於「苗條照片」（thinspo），只是一種更能讓社會大眾認可的概念呢？健身照片還完美地融合了社會對於健康的理想，對女性來說，是追求理想的苗條體態；對男性而言，則是結實有肌肉的理想體態。這也完美結合了社會對於年輕和美麗所設定的理想，將這些觀念強加在抵抗力薄弱的人身上。你大概可以想見：難以達成的健身理想體態，和苗條照片中同樣難以達成的極端苗條體態，會帶來相似的負面效果。而事實也是如此，這兩種照片內容結果驚人地相似，都傳達出節食與限制、體重污名、引發罪惡感的訊息等主題[117]。

健身照片應該是要鼓勵人們運動，並讓他們對自己感覺良好，但卻達到了完全相反的目的。健身照片大多數只呈現一種身體類型：苗條而緊實[118]；而這正支持了健身只能有一種模樣的這種論述，如果你看起來不一樣，那你就不適合健身。爲了能夠鼓舞人心，健身照片最後會排除特定族群、醜化人們的身體意象，造成其自尊心低落，讓人們因爲自己身材不符合健身理想標準而感覺糟糕[119]。除此之外，健身鼓勵也將健身身材「性物化」（sexually objectify），以文字和圖片鼓勵讀者將自己視爲物品或裝飾品，忽視疼痛等身體徵兆。除了表面上專注在健身目標之外，健身照片的實際重心更在於將身體視爲可以欣賞的物品，而非能夠移動的身體。

你是否看過以下這種海報或 Instagram 貼文內容，無論是充滿爭議的「蛋白世界」（Protein World）廣告標題：「你準備好沙灘身材了嗎？」，或是健身工作室告訴你「疼痛只是軟弱正在離開你身體的過程」，亦或是健身部落客張貼一張照片，扭曲了他們的身材，擺出最美觀和頗具性暗示的姿勢（通常會強調細腰和「翹臀」的對比）。有一半的女性健身照片甚至不會包含她們的臉龐，因爲整體重點在於身材。

儘管健身照片以及「強壯而不瘦弱」的趨勢有良好的動機，卻仍符合社會所認定的理想審美體態，也迎合了對自身健康和體重有著完整掌控權的這種想法。想要符合健身理想身材的渴望，只是想要苗條身材渴望的一種變化形而已；這種渴望或許會僞裝成是以健康爲目的，但卻是不智的，因爲它仍然重視單一身材類型，強調越變越好、越變越有價值。最大的問題在於，這樣的身材對大部分人來說難以達成。這種想法終究只是羞辱無法符合這種不切實際體態的男女的另一種方式而已。

對追蹤健身照片的人來說，問題更大，因爲藉由追蹤或幫這些照片按讚，追蹤者公開地表達了對這種健身理想體態的支持，讓這件事成了關乎個人的議題。這樣一來，也增加了這件事在我們心中的重要性，因爲這不僅代表了社會的理想，也代表了我們個人的理想。每當無法達成這樣的理想，並把自己和這些照片或人物相比較時，就成了我們個人的失敗，帶來的傷害也就越大，加劇了對自我價值的負面影響。除此之外，這些照片受歡迎的程度，也經由他人的認可加強了「這就是理想體態」的論述，因爲我們可以在Instagram上看到哪張照片擁有最多按讚數或最多留言數，而這也加強了「這應該成爲我們個人目標」的想法。

這些健身理想照片上的人物不同於電視或雜誌封面上的名人或模特兒，他們是和我們一樣的普通人，也有工作和情感關係，照片也沒有經過修圖或粉飾（我們自己假設如此）。就如我們在第七章討論社群媒體時提到，這會讓我們將這些人視爲同儕，是適合我們做比較的對象，但這樣向上社會比較的結果當然不會好看。

當某個人發布健身照片，並看到自己的體態以按讚或追蹤等形式獲得了外界認可時，會很難抗拒這樣的良好感覺；這種感覺讓發布這種內容的人更可能罹患飲食障礙行爲，或是對運動抱持過度執著的不健康態度[120]。雖然這些人給人一種超級健康、健全的錯覺，但他們實際上不一定健康。在追求或維持「理想」健身體型時，他們也犧牲了自己的心理健康。

最重要的或許是，儘管這些貼文和照片的初衷是希望鼓勵他人，實際上卻無法鼓勵人們增加運動量[121]。事實上，反而可能會因爲對身體意象和自尊心帶來的負面效應，讓人們降低了運動量[122]。

運動的益處

運動所帶來的好處不僅僅是美麗的體型而已，如果只把運動和活動身體侷限到僅僅爲了外表，那反而是拖運動的後腿了。運動與重視外表體態兩者之間的關係，通常會是利用運動作爲減重（重視體態）的方式，但運動對健康的其他益處卻常常被忽視或輕視。幾乎在所有運動相關的研究中，體重都會被當成衡量效果成敗的工具，而大部分加入健身房或私人教練課程的人，都會說減重是他們的目標。如果沒有成功減重，並不是因爲運動沒有用（因爲大家都知道，運動當然有用），而是那個人沒有做到他應該做的一切；他不夠努力嘗試、或是因爲過度補償作用而吃了更多食物。換句話說，如果減重失敗，過錯都在那個人的身上。

在運動過後會感到更飢餓，是一般人都會經歷的正常生理反應。所以即使我們一直被灌輸「運動是減重的萬靈丹」這種資訊，事實也完全相反。當你運動時，身體也會要求更多的能量，這會增加你的飢餓訊號，讓你因此吃進更多東西。這並非個人過錯，而是單純對基本的身體訊號做出反應而已。而我們也已經在前面章節看到，和體內的飢餓訊號以及生物原理抗衡，其實並沒什麼用。

如果某人進行特定運動訓練計畫，卻沒有明顯（或任何）減重成效，他很有可能會因爲認爲這個計畫沒用或沒有幫助，而選擇放棄。這種看待運動的方式完全錯誤，但我絕對不是在責怪有過這種經驗的人。這樣的想法完全可以理解，錯的其實是把體重看得比其他健康指標還要重要的這個社會。我們需要更爲全盤通透地了解運動的益處，也不應只依靠體重改變來判斷運動的成效；除了減重之外，運動亦能帶來許多生理與心理上的益處。

規律運動能夠降低早逝風險，也能預防罹患第二型糖尿病、高血壓以及心血管疾病。規律運動對許多健康指標及不同疾病風險因子都能帶來龐大的正面效益，像是降低血液中的三酸甘油酯濃度、提升高密度膽固醇濃度並降低血壓[123]，而這些變化都能降低罹患心血管疾病的風險。運動也能爲血糖平衡帶來正面影響，除了減重以外，也能降低罹患第二型糖尿病的可能性[124]。

運動的類型也可能有所影響。舉例來說，跑步這類的有氧運動能夠降低靜止心率和血壓，同時也能改善心情[125]。

在較年長人士族群中，特別是更年期過後的女性，骨質密度會逐漸降低。這是老化無可避免的過程，也代表停經後女性更容易骨頭斷裂和骨折。長期來看，運動能夠降低骨折機率，也能減緩年長女性的骨質密度下降速度[126]。雖然我們無法阻止骨質密度下降，但至少運動能夠減緩其速度。

認知能力下降也是老化過程中無可避免的一件事。在運動對認知能力及阿茲海默症（最常見的失智症狀）的影響相關研究中，顯示了活動身體極為有益。舉例來說，一項研究向一千七百四十名六十五歲以上的受訪者詢問他們過去一年之中，每週每次運動至少十五分鐘的次數；六年後，在完全不運動的那群人中，患有阿茲海默症的人數比每週至少運動三次的族群人數更多。其他研究也顯示了運動能為失智症帶來相似的正面影響[127]。

有人提出幾項生物學上的可能來解釋這樣的現象，包括運動能增加流向大腦的血液，以及增加多巴胺的釋放。但這無法眞正解釋爲什麼不同族群會有所差異；例如，爲什麼運動對女性的正面影響比男性更多？又爲什麼運動對人體的正面影響會隨著年齡增加，所以七十歲的人運動所獲得的益處會比六十歲的人更多？雖然我們到目前爲止還無法完全了解爲什麼運動能夠有所幫助，卻已能肯定運動的確有功效。

値得注意的是，這些健康指標（膽固醇濃度、血壓、骨質密度等）對大部分人來說沒辦法輕易就能觀察得到，而體重卻容易觀察，也更容易測量。令人遺憾的是，這代表著大多數人都對這些益處視而不見，所以當數據有所改善時也不易察覺；體重沒有下降，並不代表運動沒有爲你帶來益處。

有這麼多對人體健康的好處，也難怪保持身體活動和活躍代表了我們比較沒有早逝的風險，也有可能活出更健康、更長壽的一生。那麼，心理方面的健康呢？

心理健康

你常常會看到 Facebook 上的迷因圖（meme）說：「不用吃抗憂鬱藥，去跑個兩圈就好了！」或是另一張類似的迷因圖，用一張大自然美景的圖片加上標題：「這才是眞正的抗憂鬱藥」，然後再放上另一張藥丸的圖，標題則是：「這是狗屁」。這不僅是在污名化藥品，毫無幫助也加深負面印象，同時也是言過其實。

運動和心理健康之間似乎眞的有所關聯，這點也十分值得我們探索。因爲有許多人說，跑步尤其能幫助他們理清思緒，同時也讓他們能夠遠離日常生活中的焦慮及壓力。

一直以來，或多或少地做些運動都能讓心理更健康。規律運動的人在接下來幾年的時間比較不會感到憂鬱或焦慮，同時也有越來越多的證據顯示，運動能夠幫助改善憂鬱症狀[128]。這樣的效果似乎在難治型憂鬱症（treatment-resistant depression）患者身上最爲顯著，大約花上八到十二週時間，就能看到症狀明顯改善。雖然實際的運動期間和運動量仍因人而異，但似乎每週只要短短一個小時就能產生益處[129]，而且似乎做哪一種類型的運動都可以，無論是有氧（跑步）或無氧（重量訓練或瑜伽）運動。重要的是，必須長久持續且規律的運動。

但我們同時也不該斷定缺乏運動會導致憂鬱症，或是斷定運動一定能治療憂鬱症。憂鬱症的症狀十分複雜，通常也和創傷、自尊心低落和壓力等問題有關，而運動並無法解決其根源問題。活動身體對分散思緒十分有益，但也不一定能像正統治療一樣處理創傷事件。同時值得注意的是，有些人會因爲醫療原因或身體障礙，沒有辦法、或是不被建議從事運動。特別是在重度憂鬱症的案例中，病患可能需要先接受藥物治療，才能達到他們覺得可以運動的程度，否則他們會處在一個非常低潮的位置，認爲任何活動都過於不堪負荷。運動爲憂鬱症帶來的益處無庸置疑，也十分顯著，但也不應否認使用藥物或諮商療法等適當治療方式之重要性。

維他命D或許能夠部分解釋大自然／運動和憂鬱症之間的關係。研究顯示，憂鬱症狀和體內維他命D低含量之間互有關連[130]。然而，研究並沒有告訴我們維他命D含量低是否會導致憂鬱症產生、憂鬱症是否會造成維他命D含量低，或是還有其他因素及解釋。維他命D含量低可能是造成患者感到情緒低落的原因之一，但也有可能是患有憂鬱症狀的人較少走出戶外，因此體內的維他命D含量才會下降（小小提醒：我們的身體會因太陽散發的紫外線催化而產生維他命D，而紫外線無法穿透玻璃）。根據建議，攝取維他命D營養補給品可能會對患有憂鬱症狀的人有所幫助，但要先確定他們體內的維他命D含量確實不足；如果其體內維他命D含量在正常範圍內，就不會有任何幫助。

有許多人對運動和憂鬱症之間的關係感到興趣，但注意到運動和焦慮症之間關係的人卻比較少，可能是因爲人們常常討論這個主題，而運動有助於緩解憂鬱症的認知也已經普及到差不多被視爲是「常識」。但同時也因爲焦慮症的臨床多變性，讓人無法一言以蔽之。對社交焦慮症有用的療法，不一定對創傷後壓力症候群（Post-traumatic Stress Disorder, PTSD）或恐慌症也有效。

另外有些證據顯示，運動和身體活動能夠幫助緩解部分類型的焦慮症和恐慌症[128]，但就如同對憂鬱症一樣，這並非正統療法。如果患者同時接受焦慮諮商療法、從事一些身體活動（特別是跑步），那麼就可能同時有所幫助。

雖然到目前爲止，我們只看到運動似乎對心理健康明顯有所幫助，卻仍然無法全盤理解其背後原因。運動和憂鬱症或焦慮症之間之所以會產生關聯，很有可能是源自於心理學及神經生物學機制的複雜相互作用。此外，運動會產生抵抗憂鬱症的保護效益，通常在每週運動的第一個小時內產生，而這點也爲我們提供了一絲線索。有些人提出了一些相關益處，像是社交支持感增加、擁有掌控感、獨立感、成就感並能分散思緒，這些主要是心理上的益處。除此之外，也可能造成部分生物途徑的改變，例如血清素所扮演的角色以及下視丘腎上腺皮質系統的改變，而後者也與壓力反應和腦內啡（endorphins）有關。

當你運動時，身體會釋放一種叫做腦內啡的化學物質，這種物質會和大腦內的受體作用，降低你對疼痛的感受。腦內啡同時也會刺激體內產生正向的快樂感覺，和嗎啡有類似的作用。腦內啡也是因爲嗎啡而得名，因爲是一種在腦內產生、類似於止痛物質嗎啡的物質（腦內［endo］—啡［orphins］）。大約在中高強度運動二十到三十分鐘後，體內會釋放腦內啡，讓你在大約兩到三個小時內感到心情愉快、能量大增，好心情甚至能維持長達二十四小時；而這通常被稱為「跑者的愉悅感」（runner's high）。

其他針對運動和憂鬱症及焦慮症之間關係的解釋，則聚焦在運動能夠改善生理上的健康，同時能夠影響自尊心。

自尊心和運動之間的情況很有趣，表面上看起來，兩者似乎應該有很明顯的關係，像是運動可以增加自尊心，但事實並非如此。研究結果眾說紛紜，大約有六成的研究結果顯示兩者之間有正向關聯[131]，表示運動對特定族群的確有所幫助，但對其他人則沒有影響。缺乏整體趨勢結論，代表我們無法以一種簡單說法來解釋運動和自尊之間的關係，而是需要以多種不同說法來解釋。舉例來說，對身障人士而言，運動效果通常是一面倒的正向，這有可能是因為他們藉由運動感受到自主性和個人掌控感，也有可能是因為運動讓他們對團體有歸屬感，同時有助於緩解孤獨感並增加自尊心。運動似乎也對身材較龐大的人有明顯的益處，因為與體型相關的羞辱和微歧視，通常代表著這個族群一開始的自尊極低，所以有更多空間凸顯他們細微卻顯著的進步。此外，久坐的人也更有可能在自尊心方面感受到正向改變，因為他們更有可能看到自己體適能的改變，讓他們覺得運動「有效」（也就是改變了體型）。

即使是對沒有罹患憂鬱症或焦慮症的人來說，運動對壓力管理也有龐大的益處。只要每天活動大概二十分鐘，就足以產生舒緩壓力的效果，活動類型包括走路或做園藝[132]。比方說，對我而言就等於每天往返最近的火車站的活動量。

上述如腦內啡和社交方面的觀點等因素，看來似乎絕對對紓壓有所貢獻。除此之外，壓力可能造成肩膀等特定身體部位的肌肉緊繃，而運動也能有效強迫這些肌肉拉緊和放鬆。許多運動要求一定程度的專注，像是強調呼吸的瑜伽，或是打一場網球賽，都能分散你對壓力和挫折來源的注意力。

而身處大自然環境中，特別能讓我們人類平靜下來。腦部掃描顯示，光是看著自然景觀照片，就能產生平靜的效果。在大自然環境中走動（相對於在繁忙道路旁走動）能降低皮脂醇（壓力荷爾蒙）的濃度，似乎也能促進我們降低呼吸頻率。在以管理壓力為運動首要目標的族群中，大部分人都喜歡從事跑步、走路或瑜伽等運動，而且有三分之二的人通常會在戶外進行運動。

有趣的是，人們活動的動機似乎會因爲運動類型不同而有所不同。從事特定球類運動的動機似乎是爲了滿足內心渴望，如愉悅感或挑戰感；而進行一般運動的人的動機似乎比較重視外在，專注於減重或改變外表[133]。

這樣的情形因爲兩個原因而令人擔憂。首先，我們已經體認到，減重對大部分的人來說，是個無法達成也毫不實際的目標。尤其是在運動中，增加運動量和能量消耗量，通常會產生生理性驅動力，增加飢餓感，因此讓人吃得更多，反倒補足了原本會導致體重下降的熱量赤字。這並非「缺乏意志力」，而是與自己的生理反應對抗，因此我們也能理解，這是一場必輸之戰。所以，當你進入運動的世界，卻沒有獲得減重的結果（因爲生理上的原因），人們通常會變得心灰意冷而放棄，即使運動有著除了減重以外的大好益處（我剛剛才花了好幾頁描述）也堅持不下去。放棄的人就因爲這個社會告訴他們「體重比什麼都重要」，而錯過了這些驚人的好處。

第二，專注於外貌和美觀，尤其是追求苗條或結實的理想體態，無論性別，都讓他們對自己的身體意象感到更加困擾。負面身體意象是不同健康問題的關鍵因素（同時也是預判因子之一），像是憂鬱症、飲食障礙以及身體意象異常症（body dysmorphic disorder, BDD）。

社會文化理論解釋了身體意象困擾問題的產生原因，以及這個問題如何持續存在。這個理論不僅最受到歡迎，也擁有最多支持和證據。這項理論主張社會壓力（例如媒體、朋友及家人）是人們追求苗條或結實理想體態的誘因。對大部分人而言，即使規律運動，要達成這種理想體態還是很困難、甚至是不可能的，所以也就不令人意外，想要改善身體意象並獲得這種理想體態會成爲運動的強烈動機。

比起不運動的人，持續運動的人的身體意象通常比較好。但這是爲什麼呢？事情從這裡開始變得有趣了；運動的人似乎看起來更接近社會理想體態，因此會受到更多的外界影響，來認可自己的身體是符合理想的。對男性而言，以重量訓練爲主的運動最有效率；對女性來說，則是結合有氧和重量訓練較爲有效，而這兩者的目標都是要達到理想體態。重量訓練能夠打造男性結實、強壯的理想體態，而混合有氧和重量訓練則能讓女性達成苗條的理想體態（但願不要太多肌肉）。另外，也有可能是因爲運動和許多心理益處有所關聯，但我們無法確定，效果可能也因人而異。我們只知道，運動能夠直接影響許多人，讓他們擁有更佳的身體意象，而這樣的結果令人印象深刻[134]。但是這點對較爲年長的人士卻沒那麼有效，尤其是五十五歲以上的族群。這很可能不是因爲受到外表的影響，而是因爲他們失去了年輕時的體能，行動能力也較爲受限；社會對美麗的定義包含了年輕和毫無皺紋這點，可能也有所影響。當然，我們完全能夠理解這種想法。如果你感到自己的身體並不如所想的那麼靈活自如，又同時被年輕美麗的影像不斷轟炸，怎麼可能會覺得自己的身體意象很好？

我們很明確地知道，運動會對心理健康帶來益處，但並非總是如此；這其中往往因族群不同而有著細微的差異之處。對某些人而言，運動反而會讓他們感覺更糟，這是因爲我們對運動所抱持的概念和認知所造成的結果。

一個人開始運動或活動身體的原因，主宰了身體和自尊心與飲食失調之間關係的關鍵。特別的是，如果是爲了減重或增加吸引力（藉由變得更接近苗條體態）才運動的這種想法，正是讓某些女性在運動後對身體感到更爲不滿的原因，也因此忽略了生理和心理上的其他益處。這很有可能是因爲運動無法在一夕之間改變你的體態，而是需要長時間、緩慢、痛苦又充滿挑戰性的過程才能改變。當辛苦的付出無法迅速獲得成果、也無法快速讓人更接近理想苗條體態時，就會讓人失去動力，也會誤導我們相信，是我們和我們的身體有問題。當運動的動機是減重和追求美麗時，就會造成更糟糕的身體意象；而動機若是爲了健康、特別是心理健康時，就會改善身體意象。

「物化理論」（objectification theory）能夠幫助我們更加了解身體意象與運動動機之間的關係。這個有趣的理論基礎是，在我們的文化中，女性常常作爲被注視、被評估且被物化的對象；而被視爲女性化且具吸引力的特質，就是能夠獲得男性凝視的認可，像是將身體視爲物品一般欣賞。長期的物化行爲可能導致「自我物化」的過程，女性會內化這些概念和外界對她們的觀點，讓她們更重視外貌上的美麗。自然而然地，她們會持續監督身體變化，並對身體產生高度焦慮，進而導致對身體意象不滿、身材侮辱、自尊心低落、飲食失調及憂鬱症。

對許多人來說，當她們開始進行運動計畫或想要花上一小時活動身體時，她們會去健身房或各式各樣的運動工作室。這樣的健身環境提供了自我物化的理想氛圍，因爲館內充斥著許多鏡子，到處都貼著苗條女性做運動的海報、強調減重效果的「運動前」和「運動後」比對照片、命名爲「終極燃脂」的課程，以及大量穿著萊卡緊身布料的女性，讓健身的人不斷把自己和她們做比較；這些全都是極爲助長物化身體的源頭。

在健身房中，向男性傳達的訊息和向女性傳達的訊息有著清楚分明的界線。對女性而言，向她們宣傳的減重課程會將重點放在瘦身或變苗條，使用「瘦身運動」（Slimacise）等字眼。而對於男性，則會使用較具侵略性的字眼如「斬斷脂肪」或「強身健體計畫」（Project Hench），以吸引想要打造肌肉的男性。對女性來說，重點不在於增加肌肉，而是「打造」、「雕塑」體型，有如修理無生命物品一樣地鑄造體態。

在這樣的環境下，有幾種不同的健身活動可供選擇，你可以選擇進行有氧或重量訓練的個人運動，也可以參加團體健身課程如有氧課程、負重課程或瑜伽。不同的運動類型似乎對身體意象也會造成不同的影響。一般來說，有氧運動會更注重燃燒脂肪和卡路里，所以通常會把焦點放在減重，而非強調改善心血管方面的益處。因此，許多從事有氧運動或課程的女性都是爲了減重而來，而這通常會導致她們對自己的身體意象更爲不滿，因爲她們只把重心放在外貌美觀上。另一方面，負重運動則聚焦在功能性肌力訓練和健身上，因此不會增加運動者對身體意象的擔憂。以瑜伽爲主的運動又有不同的重心，強調了心靈與身體之間的連結、提升對身體的認知以及氣息吞吐。由於並未強調外觀的美麗，因此能保護運動者免受自我物化影響，同時也能改善身體意象[135]。

有趣的是，參與以有氧爲主的團體健身課程和爲了愉悅感及改善情緒而運動有關，但自己一個人做有氧運動卻不是如此。許多人都認爲團體課程的確更令人享受且就像是社交場合，研究也顯示一般女性比起一個人運動，更喜歡在團體環境中進行運動（當然這因人而異）。再將這點與動感音樂及激勵人心的教練結合，也難怪許多人認爲這樣的課程更有趣。

而這幾乎表示了健身房及運動工作室需要把重點放在功能性的運動動機，像是爲了健康、健全身心、愉悅感和更佳的情緒，而不是專注在減重這類和外表相關的原因。這會對改善女性的身體意象十分有幫助，但是想當然爾，他們並不會這樣做。專注在外表美感和減重才能帶來大量新客人和會員，而運動工作室也得依靠社會所認定的不切實際審美標準，讓客人一再回流，業績才能蒸蒸日上。如要訂立更爲實際的改善目標，或許是建議健身房在館內打造一個更爲正面的環境，減少鏡子數目、移除物化且不切實際的女性身材海報、僱用身材體型多元的員工，並指導員工專注於宣傳與外表無關的運動益處和動機，反正就是不要再在課堂上大喊一個人能燃燒多少卡路里。

有別於過去大眾的印象，對身體意象不滿已不僅限於女性，男性也有相同機率會對自己的身體感到不滿，但會以不同方式呈現。大部分女性會渴望減輕體重，而男性則完美地分成兩種，一半希望減重，另一半則希望增加體重，但兩邊都想要達成理想體態[136]。對身體意象不滿這件事和以體態美學爲運動目的有關，但這樣做只會加深負面的自我身體意象，因爲對大部分人而言，理想體態是難以達成的。

在理想狀態中，我們需要把對運動的爭論從體型美學上完全移開，才能改善自我身體意象；而這件事之所以重要，還有另外一個原因：過度運動的風險。

過度運動

在一九七〇年代，「正面成癮」的概念開始出現，而運動就是其中一例。一般大眾認爲，藥物濫用和其他成癮物質和我們有著負面關係，如果使用越多，就對健康越有害；但如果是運動的話，做得越多，似乎就對健康越有益處。相信你已經看出了問題所在，而這樣的概念也很快就受到其他心理學家的挑戰，因爲他們發現許多病人運動的程度已經造成了慢性運動傷害，也到了傷害家庭生活和社交生活的程度；他們花費了太多時間運動，幾乎沒有精力陪伴家人。

如同其他成癮形式，過度運動（overexercise）的行為也會成為問題。如果超過一、兩天不運動，就會出現戒斷症狀；或者如果錯過一次運動，就會產生罪惡感和焦慮感，而且在運動過後就能立即減輕焦慮。或是運動的程度已經對其他活動如睡眠或社交活動造成負面影響。另外，運動成癮也包括即使醫囑建議不要運動（例如：因傷無法運動），你卻還是繼續為之[137]。希望上述這些說明能夠幫你釐清認真運動以及過度運動／運動成癮之間的差異。單純認真運動以改善心理健康的人，或是為了慈善目的而跑馬拉松的人，應該不會因此而感到高度焦慮，或讓這件事主宰了生活。運動應該單純地和生活其他層面融合，成為日常生活的一部分，而非讓它成為壓倒性的存在。

就我個人而言，我比較喜歡使用「過度運動」這個詞，因為和「成癮」相較，比較不令人害怕，也較不具侮辱性質。而且這樣一來，也可以包含那些運動過度但症狀較輕的人。使用「成癮」一詞感覺過於醫學化整個問題，也可能會讓人不願意將他們的行為調整得更適度和正面，因為他們並不覺得自己有成癮症狀。

過度運動可以被視為一個獨立的問題，也可能是飲食障礙等其他問題所衍生出來的次要結果。前者稱為主要運動成癮症狀，通常是為了要避免壓力或焦慮等負面結果，後者則利用運動作爲減重手段。兩者的主要不同之處在於，在主要運動成癮症狀中，運動是他們的目標；在次要運動成癮症狀中，減重才是目標，而運動過度只是達成目標的一種重要手段而已。

兩者的成因不同，但所表現的症狀通常一樣或相似。在大多數情況中，過度運動也會伴隨著一些飲食障礙行爲的出現。

在英國，據說在全部人口之中，約有三%的人面臨過度運動的風險[138]。這聽起來可能不是很多，但加起來的實際人數卻十分驚人。如果想要稍微了解這個數量的話，給你一個提示：神經性厭食症患者約占英國總人口的一%。

有幾項說法解釋了爲什麼會發展出過度運動這種症狀，但實際上，成因可能包括以下數個原因。首先，第一個說法是腦內啡假說，認爲「跑者的愉悅感」這種歡欣感會促使成癮行爲產生；第二種說法是，體溫在運動期間會上升，進而幫助你放鬆，以一種更爲令人上癮的方式幫助你減少焦慮感；而有個不太像生物科學的解釋認爲，運動成爲了處理壓力的一種機制，甚至到了需要依靠運動作爲唯一紓壓方式的地步。

以健康方式運動的人，通常都會接收到正面增強作用的鼓勵，生理、心理或社交方面的運動獎勵都是他們追尋的目標。雖然以不健康的方式過度運動的人也會接收到這樣的鼓勵，但還會額外伴隨著負面增強作用；他們會試著逃避罪惡感或焦慮等令人不快的感受，而這種感覺是因錯過一、兩次運動而產生的戒斷症狀。所以他們並不是單純地想要運動，而是感覺「我必須要運動」。

對有些人來說，負面增強作用是由身體意象異常症所導致的，而這種症狀通常不是很輕微、就是很嚴重。患有身體意象異常症的人有著扭曲的身體意象認知，抱持著先入為主的觀念，認為自己身體有所缺陷，任何身上現存的不完美，都會被當成嚴重好幾倍的問題對待。這些不完美之處可能是疤痕、斑點或不對稱，有時候其他人甚至根本注意不到。身體意象異常症會以不同的負面行為方式呈現，包括耗費大量時間不停對著鏡子檢查外表，以及社交孤立、過度運動或是有罹患憂鬱症的高風險等。肌肉上癮則是身體意象異常症的一種變化，特別專注在認定自己肌肉不足、身形過於瘦弱。而這一類人正是最容易過度運動的族群，特別是過量的舉重訓練，可能會損害關節和肌肉；或者濫用利尿劑或類固醇以獲得更為強壯的體型[139]。肌肉上癮症狀患者肯定受到了社會理想體型的影響，而若一個人越內化這樣的理想，越有可能把追求肌肉當成一個重要的目標[140]。但他們同時也會擔心其他人如何看待他們的身體、是否夠健壯，這樣的症狀則被稱爲社會體型焦慮（social physique anxiety）。

過度運動或運動成癮的難以治療之處在於，許多人並不認爲這是個問題。很有可能是因爲社會將運動視爲健康生活必要的一環，所以運動也被社會和個人視爲正面的活動。比起一天花上數小時打電動，花時間運動被社會大眾視爲是「正常」且能接受的活動，尤其是從父母的立場來看。

當然，每個人的運動程度都有所不同，從健康的運動關係到完全陷入運動成癮之間可以畫出一道光譜，但若要畫出醫療問題和「正常」之間的明確界線卻有點困難，特別是因爲健身和運動被視爲正面的事物，所以當一個人過度執著於運動，甚至到達不健康的地步，通常也會因爲家人和朋友的鼓勵而繼續運動。

沒錯，運動的確對身心健康都有著天大的好處，但這並不是一種「越多越好」的活動。運動和活動身體不該掌控我們的生活，我們也不該因爲身體障礙或經濟問題等原因無法運動就抱持罪惡感。運動在向我們呈現其驚人好處時，也應提出警告，失去控制和過度運動可能會和濫用藥物及錯誤行爲等一樣危險。身體需要經過仔細規劃的休息期間才能從運動中復原過來，這段過程和運動本身一樣重要。一如既往，保持適度才是關鍵。

健身照片的正面益處

我想我們也該知道，健身照片並非全無好處。對某些人來說，以影像記錄健身過程能讓他們保持動力，以健康的方式追求他們的目標；對其他人來說，瀏覽健身照片內容，也能眞正以正面的方式鼓舞他們，而不會導致負面社會比較或感覺自己不夠好。

年輕女孩和運動之間特別有種複雜的關係。女孩的活動程度通常不比男孩，而隨著年齡增長，她們的活動量下降速度也比男孩快。造成這種情況的部分原因是，對女孩而言（特別是青春期的女孩），她們的身體活動受到了性別規範的影響[141]。來自社會和同儕的壓力，讓她們覺得需要表現得女性化，如果從事過多的運動，甚至是從事了「錯誤」的運動（例如：足球），就會被視爲過於男性化。一般而言，在運動中受到鼓勵的特質如好勝心及力量等，都與理想女性的刻板印象相互矛盾。即使是想要展現強壯和能力的女孩，也會受到壓力而想要平衡這些特質，以避免看起來過於男性化或太激進。在女孩們和運動的關係中，還需要進一步詳細討論其中的性別角色，因此毫不意外地，隨著她們年齡漸增，活動率也就跟著下降，而這時候就是健身照片發揮作用的時刻。因爲發布健身照片、展現力量的通常是「普通人」（即非名人或健身教練的人），這些人可以成爲女孩和青少女的正面模範人物，鼓勵她們保持運動，並向她們確保運動不會減少她們的女性特質。這點至少對抵抗極端性別刻板印象有著微小的幫助，所以當然是件好事。

結論

Instagram 上的健身照片趨勢雖然看似抱有善意，但對大部分民眾造成的傷害可能大過於益處，因爲他們只宣揚了單一的「健全而健康」理想形象，最終會打消人們想要運動的念頭。也因爲健身照片以圖像爲主，所以這股趨勢（無論有意無意）也會鼓勵人們爲了追求美觀的外表而運動，但我們知道，抱持這樣的目的去運動會導致負面身體意象和飲食失調。運動還有很多其他好處，從控制血液膽固醇濃度、感到更爲強壯且更有能力，到改善心理健康、壓力管理和社會觀感等，專注在這些正面功效，通常代表了一個人能夠擁有更高的自尊心和更好的身體意象，也因此降低了飲食失調及飲食障礙的風險。如果一直專注於外表美觀上，就代表你無法獲得上述心理健康益處。我希望能啓發大眾，不要將運動視爲控制體重的方式，而是要朝著「女孩妳可以」運動[30]宣導的思考方式前進，這個活動鼓勵女性無論外表如何，都應多加運動。

在剛開始一項運動計畫的成人族群中，大約有一半的人會在六到十二個月內就放棄，這也顯示了選擇自己享受且能持續進行下去的運動類型有多重要。但若是嘗試某樣運動、發現自己不適合，接著再嘗試其他運動，這也無傷大雅。

雖然普遍來說，人們需要受到鼓勵，才會去活動身體，也才會盡可能地不要久坐。但這並不像「多動動身體」這麼簡單。爲了獲得運動所帶來的驚人好處，我們必須停止把重點放在減重和外表美觀上，同時也要注意個人過度運動的風險。

[30] 女孩妳可以（This Girl Can）爲英國體育部所發起的宣傳活動，旨在鼓勵女性運動。

TEST

測試你和運動之間的關係

請圈選你對以下敘述的同意／不同意程度。

	非常不同意	不同意	沒有意見	同意	非常同意
運動是我生命中最重要的事。	1	2	3	4	5
我與家人和／或伴侶曾因為我的運動量有過爭執。	1	2	3	4	5
我會利用運動作為改變心情的主要方式。	1	2	3	4	5
我會將運動優先排在工作和社交生活之前。	1	2	3	4	5
如果我不得不少運動一次，我會感到憂鬱且暴躁。	1	2	3	4	5
如果我降低運動量，接著再重新開始，最後我總是會再次做到和以前一樣的運動量。	1	2	3	4	5

總分可分成「無運動成癮的徵兆」（總分0至12）、「有運動成癮的徵兆」（總分13

至23）以及「有運動成癮的風險」（總分24或以上）等三個分類。

這個測驗並非以診斷爲目的，只是幫助個人注意是否面臨運動成癮的風險，察覺到自己的情況，或許能進一步評估自己的行爲和運動動機。

TEST 你對自己的身體感受如何？

請圈選以下敘述符合你想法的程度。

	從不	偶爾	有時候	經常	總是
我尊重自己的身體。	1	2	3	4	5
我對自己的身體感覺良好。	1	2	3	4	5
我覺得自己的身體至少有些好的地方。	1	2	3	4	5
我對自己的身體抱持著正面態度。	1	2	3	4	5

我很注意自己身體的所需。	1	2	3	4	5
我愛我的身體。	1	2	3	4	5
我欣賞自己身體與眾不同的地方。	1	2	3	4	5
我的行為展現了我對自己身體所抱持的正面態度。舉例來說，我會抬頭挺胸並微笑。	1	2	3	4	5
我對自己的身體感到很自在。	1	2	3	4	5
即使和媒體上呈現的美麗形象（如模特兒或演員）不同，我還是覺得自己很美麗。	1	2	3	4	5

你所獲得的分數越高，對自己身體的欣賞程度就越高。把你的分數加總後除以10，以算出你的平均分數。這個測驗並非診斷工具，而是用來協助你檢視目前如何看待自己的身體意象。你的分數越高越好，平均分數最好超過3，可以的話超過4更好。

第九章

超越營養的健康

「導致病因產生的原因被稱爲『健康之社會決定因素』（social determinants of health），而這些因素不僅影響了我們的生活方式，也影響了我們的工作及家庭壓力、環境、居家環境及交通運輸。」

——麥可．馬穆（Michael Marmot）

如果要你畫一張圓餅圖來展示影響健康的不同因素，你覺得會有幾項因素？哪一項的所占比例又會最高？

我在社群媒體上隨機對一百人進行調查，請他們畫出這麼一張圓餅圖，而以下是他們所繪結果的彙整，如下圖一。

我覺得這張圖所呈現的結果幾乎精確地表達了一般人（沒有主修公共衛生的人）的想法。主要關心重點在營養和運動方面，並未摻雜許多其他因素。

接著讓我們將此圖與美國疾病管制與預防中心（Centers for Disease Control and Prevention, CDC）所製作的圓餅圖相較，這張圓餅圖反映了世界衛生組織的統計資料。

很明顯，這些是估計值而非確切數字，卻為我

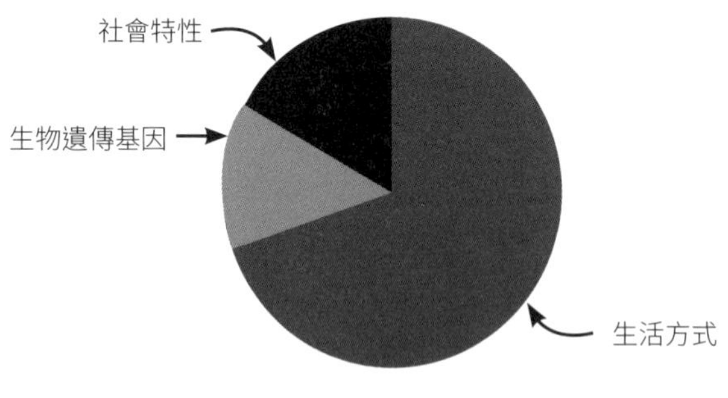

圖一　一般人認為決定大眾健康的因素

們提供了一個有趣的觀點。囊括食物營養、運動、抽菸、酒精等行爲的健康行爲因素，至少占了影響大眾健康因素的四分之一，最爲重要的影響因素則是社會經濟因素。而即使在「健康行爲因素」類別（我們唯一眞正有主動掌控權的類別）當中，也有除了食物營養以外的因素值得我們重視，比方說：睡眠。

睡眠

平均來說，你每晚會有多少睡眠時間？一夜好眠對你而言是優先選擇的選項，還是一種奢侈？希望你在閱讀完這段之後，會了解到睡眠對我們的健康有多麼重要。

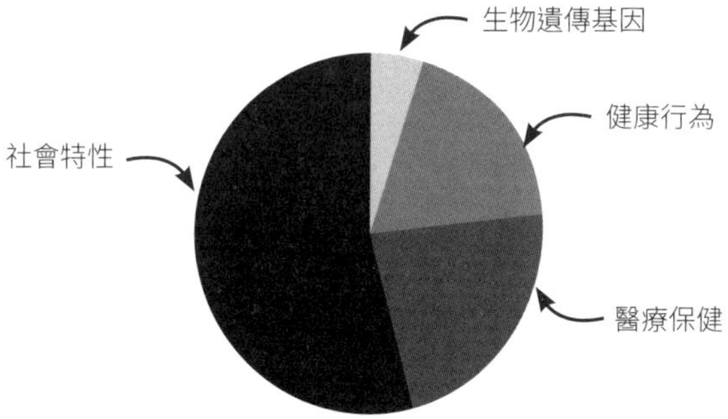

圖二　實際上決定大眾健康的因素

在睡眠期間，你會經歷快速動眼期（Rapid Eye Movement, REM）和非快速動眼期睡眠階段，這兩個階段都十分重要，也是健康生活所需的一部分。一整個睡眠循環通常需時九十分鐘，所以在一夜好眠期間（成人每天所需睡眠時間建議爲七到九小時），你將會經歷四到六次循環。通常在剛入睡時會經歷比較多次的非快速動眼期，而在快醒來之前，則會經歷更多次的快速動眼期。在睡眠期間，你不僅僅是在休息，身體也在運作以修復免疫系統、神經系統、骨骼及肌肉系統。

睡眠對我們的生存而言十分重要，而我們之所以能了解這點，是因爲一種叫做「致死性家族失眠症」（fatal familial insomnia）的罕見疾病。患者會持續難以入眠，直到再也無法睡著爲止，而在那之後，患者的壽命只剩下短短幾個月，也毫無治療之法。

影響睡眠有兩個主要因素：生理時鐘和腺苷（adenosine）。我們的身體有著自然的生理時鐘，以二十四小時爲基準；雖然不盡然是精準的二十四小時整，但大約落在這個區間。既然一天是準確的二十四小時，這代表大腦有必要將體內時鐘固定設置爲精準的二十四小時。而達成這個目的的最佳方式，就是接受自然光的曝晒，社交互動及定時用餐也會有所幫助。

大腦透過釋放褪黑激素（melatonin），來告訴身體日夜的循環。這種荷爾蒙會於夜晚釋放到血管中，傳達缺乏日光的訊號，因此暗示著睡覺時間到了。它不會讓人入睡，而是對身體釋放訊號，以開始睡覺的過程並讓人感到睏意。

腺苷則是在你清醒時分泌，並在白天期間逐漸累積，對人體造成睡眠壓力。在夜晚期間，體內的褪黑激素和腺苷的含量都很高，所以你在那個時候才會最想睡。在睡覺期間，體內會停止分泌腺苷，讓你在甦醒時感到神清氣爽，除非你的睡眠時間不夠久，導致停止分泌的時間不夠完整。這樣的話，你就欠下了所謂的「睡眠債」，這會持續累積，直到腺苷被清除乾淨爲止。當你一早醒來，第一件事就是攝取咖啡因讓自己清醒時，咖啡因會阻擋腺苷受體，並阻礙腺苷結合，讓你的大腦認知到腺苷含量比實際上來得少——也讓你比起應有的睏倦感清醒不少！一旦咖啡因代謝後，你通常會經歷「咖啡因崩潰」（caffeine crash）的情況，遭到躲在咖啡因牆後一直不斷累積的腺苷襲擊。

在食物和睡眠方面，一般建議不要太晚吃飯，因爲睡前吃進大量食物可能會降低睡眠品質。理想狀態下，在吃最後一次正餐和睡覺之間，最好間隔幾個小時。如果你餓了，吃個小小的甜點或點心不會太過影響睡眠品質；事實上，如果你肚子餓，最好還是吃點東西，因爲飢餓感會讓你難以入睡。

缺乏睡眠也會影響你的食物攝取量及食物選擇。當你的睡眠被剝奪時（只睡六小時或更少），體內飢餓素濃度增加，同時瘦體素濃度也會降低。所以你不僅接收不到瘦體素傳達的「我飽了」這種正常訊號，而來自飢餓素的「我餓了」訊號也會增強[42]。這代表著，比起睡個好覺，你會感到更多的飢餓感，也更有可能會過度進食。同時也更有可能會渴求安慰食物，或者精確地來說，尋求高糖、高脂肪或重鹹的食物。睡眠不足有時候只是生活中不得不面對的現實，偶爾一次不會造成太大問題；但如果你長期無法獲得足夠睡眠，就會干擾體內正常的食慾荷爾蒙訊號，讓你更難協調身心一致。

酒精看起來似乎能助你輕鬆入睡，實際上卻會干擾睡眠。酒精有著鎮靜效果，這和睡眠的狀態不同，更像是麻醉狀態。酒精主要會以兩種方式影響睡眠：酒精會切割睡眠，讓你在一晚之中短暫醒來好幾次（雖然你有可能完全不記得），同時也會壓抑快速動眼期[142]。這不僅會讓你無法如預期般正常休息，同時也會影響記憶功能。

整體來說，睡眠不足的影響對人體十分有害：免疫系統功能下降、血糖濃度受到干擾、專注力降低、記憶力受損，也增加罹患癌症、心血管疾病、中風、失智症、憂鬱症及焦慮症的風險。慢性睡眠不足也是罹患第二型糖尿病的主要風險因子之一。總而言之，睡眠時間短，就代表了壽命更短[143]。

在上述這些疾病的許多案例中，特別是心血管疾病，睡眠不足的影響會透過戰鬥或逃跑反應來調和。睡眠不足會刺激交感神經系統，導致其運轉過度；同時也會增加體內的皮脂醇濃度，使得血管收縮、血壓升高。另一方面，非快速動眼期的睡眠則能舒緩交感神經系統。以大眾的角度來看，當格林威治標準時間（GMT）轉換成英國夏令時間（British Summer Time, BST）時，這樣的差異就十分明顯。在春天，當時鐘快轉一個小時㉛，許多人失去了一個小時的睡眠，第二天的心臟病發作率就會飆高。在秋天，當時間向後推延一個小時，許多人多得到一小時的睡眠時間，也讓我們觀察到了相反的影響：心臟病發作率降低[144]；而這僅僅是一個小時睡眠的影響力。

我說這些並不是想要嚇唬你，而是想趁此機會，督促尚未重視睡眠的人把睡眠當作優

㉛ 英國夏令時間爲英國國內的夏令時間制度，比格林威治時間（GMT）早一個小時，在三月最後一個禮拜日的格林威治標準時間01:00啓用，至十月最後一個禮拜日的格林威治標準時間01:00（英國夏令時間02:00）結束。

先選擇的重要選項。出於莫名的原因，我們的社會重視並鼓勵人們任由睡眠被剝奪，同時也用「好忙、我得更有效率、一直抱怨」等情況來掩蓋這件事。但如果你睡眠良好，更有可能提高效率、學到更多、更健康，並對周遭的人更友善。

TEST 你的睡眠被剝奪了嗎？

在過去一週中：	是	否
你無法在五分鐘內入睡？		
你是否需要花超過一個小時才能入眠？		
你是否時常在半夜醒來？		
你每晚的平均睡眠時間是否只有六小時或更少？		
你是否曾覺得自己在中午前就有可能再次睡著？		

早上不喝咖啡時，你就無法保持神智相對清醒？

如果你回答的「是」越多，睡眠被剝奪的可能性越大。希望我已經說服你，讓你知道自己該採取行動應對。

壓力

快速提醒一下人體的壓力反應模式：我們會以「戰鬥或逃跑」反應來應對壓力，而大腦則會透過HPA軸和SAM系統向身體傳遞訊號。HPA軸會增加體內的腎上腺素，而SAM系統則會提升皮脂醇濃度，這兩種荷爾蒙會導致體內不同系統產生一系列的變化。急性壓力可能會對人體有益，刺激身體反應，助你度過當下的壓力情況，但長期的慢性壓力則可能會弱化並損害體內的調節系統。如此一來，可能會減弱面對壓力時所產生的有益反應、降低免疫系統效能，同時增加罹患疾病風險。總之，經歷慢性壓力會對一個人的生理和心理造成嚴重的損害。

即使我們已經知道壓力和健康之間會相互影響的事實，但壓力如何「入侵身體」並造成健康衰退，卻幾乎是不得而知。有一部分原因是因爲，科學家一直到最近，才發展出必要工具來研究串聯壓力經驗與疾病之間的生物過程。

現在我們已經知道，壓力會和心血管疾病、癌症和感冒等疾病的病發有所關聯，也會加速老化的過程。我們也知道，研究顯示壓力會加劇氣喘、大腸激躁症（irritable bowel syndrome, IBS）、關節炎、呼吸系統疾病、皮膚病症和糖尿病等疾病，也會導致頭痛、肌肉疼痛、胃痛、失眠和普通疲憊感等症狀。

發炎反應是體內一種極爲原始的反應機制，其組成元素甚至在神經系統發展成熟前就已經存在。壓力反應不僅由發炎反應進化而來，也和其有著錯綜複雜的關聯，因爲壓力可能會促使並刺激免疫系統參與發炎反應的部分結構，這代表著壓力荷爾蒙會引發體內的發炎反應。而幾乎所有的免疫細胞，都有受體可和一種或多種壓力荷爾蒙產生反應。

大部分的人都認爲發炎是身體對受傷或感染所做出的反應。舉例來說，當你被割傷或燒傷時，你會發現受傷部位感到較熱或腫脹，有一點發炎症狀。但發炎反應同時也在數種嚴重病症中扮演了重要角色，因此讓發炎成了壓力和不同症狀之間的常見連結。

壓力因子也可能增加罹患傳染性疾病的風險，同時也可能導致傳染性疾病發作時間更爲漫長，尤其是普通的感冒。我想我們都記得，有時候在巨大壓力的情況之下，通常會在承受壓力期間或在一段壓力體驗結束後罹患感冒。就我自身的經驗來說，在大學期間，我每每都會在考試結束後感冒一、兩天，而這並非巧合。這類案例已有研究證實，壓力大時所罹患的感冒，通常會迫使你不得不放鬆一下、花些時間休息。而如果你不這樣做，感冒通常會持續更久，也更難痊癒。

壓力會刺激交感神經系統及ＨＰＡ軸，導致釋放各種壓力荷爾蒙，而這會造成心率及血壓增高、損害血管內壁，並且在血管內產生發炎效應。如果這樣的壓力不斷重複或爲慢性的，可能會導致動脈粥樣硬化（atherosclerosis）——當物質在血管內不斷堆積，可能會阻礙血液流動，進而引發心臟病或中風發作[145]。慢性生活壓力現在也被視爲與節食和運動並列的心血管疾病重要風險因子。

與工作相關的壓力，是最爲受到廣泛研究的心血管疾病相關生活壓力因子。在工作環境中的幾個面向會對壓力有所影響，其中之一就是工作要求。有著高要求、低自主和自決性質的工作，更有可能導致心血管疾病或死亡。當一個人因爲高要求、低報酬的工作而導致工作壓力的產生，罹患心血管疾病的風險就很高。對工作的掌控度越低，代表心臟病發的機率就越高。把這些匯集到一起，在在都強烈顯示著，工作壓力等慢性壓力可能會導致人們罹患動脈粥樣硬化及心血管疾病[146]。

這只是生活壓力影響心血管疾病的其中一個例子，但不同壓力因子通常會一起產生，進一步增加心臟病或中風的發病風險。現在已有大量證據證明，慢性發炎過程會導致動脈粥樣硬化，而這種病症的患者有大約四〇到五〇％並沒有其他的心血管疾病風險因子，只有壓力因子。

壓力同樣也在其他疾病中扮演了關鍵角色，例如糖尿病。當你感到壓力時，身體會因爲對釋放的皮脂醇做出反應而升高血糖，提供能量讓你做出戰鬥或逃跑反應；因爲無論你要逃跑還是戰鬥，都需要額外的能量。皮脂醇會抑制胰島素產生，企圖阻止葡萄糖被儲存起來，讓身體可以立即使用葡萄糖。如果壓力能快速解決，皮脂醇濃度就會下降、胰島素會上升，血糖濃度也會回歸正常。但如果壓力長期存在，皮脂醇也長期維持在高點，就會產生胰島素阻抗的狀態，身體細胞會無法對胰島素做出反應；長此以往，就可能導致罹患第二型糖尿病[147]。

近期還有一些新發現指出，因壓力而導致的慢性發炎狀況，占所有癌症的致癌因素比例可高達十五％[148]。證據指出，壓力本身並不會導致癌症，但處於壓力狀況下，有時可能會讓我們發展出不健康的習慣，如抽煙或酗酒。我們都知道這些習慣可能會導致癌症產生（雖然並非百分之百），如此一來，壓力就會間接增加罹癌風險。

相較於癌症與糖尿病，在較爲輕微的病症方面，許多人在壓力大的情況下會患有腸胃問題，例如胃痛、腹瀉或放屁過多。這是因爲壓力荷爾蒙會延緩釋放胃酸的過程，也會清空胃部以準備做出戰鬥或逃跑反應，同時也會加速清空結腸——你不會想在逃離威脅時，還一邊專心消化吧。

我們在第二章中解釋了體重污名的概念，這是一種社會壓力因子，就如同種族歧視、恐同或其他歧視方式一樣，可能會影響一個人的健康。眾所皆知，LGBTQ+ 族群面臨心理健康問題的風險更高，比起異性戀族群，也更有可能需要尋求心理健康方面的協助[149]。歧視和騷擾對跨性別和性別酷兒（non-binary）族群的身體意象來說，也有著巨大的負面影響[150]。

經歷過種族歧視的種族弱勢族群，罹患身心疾病的機率較高，包括心血管疾病、糖尿病、焦慮症和憂鬱症。這與因受到歧視而過度活躍的HPA軸以及因此產生的慢性壓力有所關聯[151]。

雖然壓力是上述許多疾病的重要風險因子，但並不是每個經歷壓力的人都會生病，所以這其中一定有什麼個人差異，才導致我們當中有些人比其他人更容易受到壓力的影響。除了明顯的基因遺傳因素之外，我們也有著稍有差異的大腦和些微不同的神經傳輸途徑，有些人的耐痛程度也比其他人低，而每個人的免疫系統強度各有不同，這也有所影響。重點在於，壓力是主觀認定的，爲某些人帶來的影響更爲刺激而強烈。而有些人擁有明確的應對機制或是靈活的支援系統，讓他們能夠比他人更有效率地處理壓力。此外，也有一些研究證據顯示，我們認知壓力的方式，也會影響其所帶來的負面影響程度。

有些壓力對我們而言，是有益且有必要的。正向的壓力被稱爲良性應激（eustress）。這種壓力能賦予我們動力、令人興奮、能夠掌控、增強表現，最重要的是，這是短暫的壓力而非慢性壓力。躺在沙灘上享受陽光度假時，毫無壓力是很棒的一件事。但要是你正努力完成一項工作、爲考試奮鬥或寫一本書（！），有一點截稿期限的這類壓力，可能會讓你更有動力。一點點壓力能幫助你專心應付眼前的挑戰，但這也因人而異：如果你在考試時抬頭看時鐘，卻發現自己只剩下十五分鐘，你可能會想「只要再專心十五分鐘就好，我做得到，只剩幾題要寫了」，這正是一點點壓力為你帶來的正面幫助；但這也可能會讓你感到恐慌，造成極大的壓力反應，反而對你沒有任何幫助。在壓力大的時候，你的表現和能力會急劇下降。我們在壓力之下發揮出最好表現的區間都有所不同，而了解你所能承受的壓力區間，能夠幫助你更容易專心，也能避免感到壓力過大。

你的心靈非常強大，雖然外界有許多「把自己往好的那一面想」等狗屁倒灶的訊息，但也有證據顯示，你的信念可能會對情緒造成強烈的影響。如果你相信自己有足夠能力和充足資源來應付壓力狀況，那這類壓力很可能就不會對你有負面影響。但如果你認為自己無法應付這種情況，那就更有可能感到絕望與失控感。這是件好事，雖然你難以掌控和改變自己的情緒，卻可以改變你的思考模式。如果你能找到方法以更正面的態度看待眼下情況，就可以將負面情緒轉變為正向情緒，而這正是我在上述考試例子中想要表達的意思。想辦法處理壓力情況的同時，也能賦予我們自信，相信自己下一次也能做到。

如果你相信自己能對生活中發生的事件造成影響或改變，那你就掌握了我們稱之為「自我效能」（self-efficacy）的高級技巧。這讓你在面對壓力情況時，能感覺到自己握有掌控權，因此較不會經歷負面壓力情緒。無論你實際上是否眞的能掌控情況，體認到自己擁有掌控感的這種認知非常重要。而相反情況也是如此，如果你覺得自己無法掌控局面（即使你其實能夠掌控），你就會感受到壓力。人們也可能因爲沒有掌握適當的應對技巧來處理情況，而感到情況失去控制。

應對技巧是我們能夠加以學習並經常使用的個人技巧，可隨時隨地幫助你應付壓力情況。我想告訴你以下幾種減輕或管理壓力的常見應對方式，包括分心技巧、寵物、運動及認知訓練。

分心技巧

有些人會發現，當面臨壓力想法時，試著讓自己分心會有所幫助。當然，這在考試等急性壓力情況下不太適用，但在面對因未來無法避免發生或無法改變的事而感受到的壓力時，或許能有所幫助。常見的分心方式包括做家事、和朋友見面、烹飪、看電影、玩遊戲、藝術或閱讀等。如果分心方式是有趣的活動，能沉浸其中，就能讓你更容易長時間專注在那件事上。這樣說來，適合每個人的分心方式其實也是因人而異。

寵物

寵物比人類更爲單純，因此我們和牠們的關係也就更可預測。我們知道，如果餵養貓狗並對牠們付出關懷，牠們通常也會對我們回報以愛。這種感情的持續程度和可預測性，讓我們在感覺生命中的一切陷入失控混亂時，是一種很大的安慰。而照顧別的生命也會帶來滿足感和成就感，爲我們的自我價值帶來正面影響。寵物也可以直接撫慰我們的情緒，在我們感到寂寞或孤立時給予幫助，減輕我們的壓力。特別是遛狗這項活動，代表你會走到戶外並有機會和其他人互動（幾乎所有人都愛狗）。這也對我們有直接的生理影響，像是降低血壓及心率、放鬆緊繃肌肉等，這些都能讓我們感到更放鬆。

運動

正如同我們在第八章中討論過的，活動身體是一項不錯的壓力管理工具。讓你能專注在心靈上，改善情緒的同時也釋放腦內啡。一般認爲，瑜伽尤其能夠幫助紓解壓力，因爲瑜伽注重呼吸、冥想以及心靈與身體之間的連結。已有數項研究顯示，瑜伽有助於緩解壓力，同時也能改善情緒和整體健康[152]。

TEST

你的壓力有多大？

這項測驗是評估你感受到以下每個敘述的頻率。

	從不	偶爾	有時候	經常	總是
我一直有疲累或筋疲力盡的感覺。	1	2	3	4	5
我覺得自己對小事情反應過度。	1	2	3	4	5
我一直在擔心。	1	2	3	4	5
我很容易感到焦躁。	1	2	3	4	5
我不相信自己有能力處理日常挑戰。	1	2	3	4	5

當我有壓力時，會做出不健康的選擇。	1	2	3	4	5
我覺得自己的工作環境十分高壓。	1	2	3	4	5
我晚上會因為思緒紛擾而難以入眠。	1	2	3	4	5

＊8～18→低壓的生活方式

＊19～27→壓力程度適中

＊28＋→高壓的生活方式

認知訓練

當我們感受到壓力時，思考方式會變得更爲「混亂」。透過認知訓練或專業治療服務如認知行爲療法（Cognitive Behavioural Therapy, CBT），能夠幫助我們挑戰並重新處理這些想法，而不會直接將這些想法當成現實。這項技巧的重點比較不在預防壓力上，而是改變我們認知與回應壓力的方式，讓我們更有能力應對壓力。

社交因素

有幾種生活方式因素和環境因素會讓我們面臨早逝的風險，例如抽煙、太少活動身體、睡眠不足或空氣污染。然而，在公共衛生倡議和研究中，常常忽略了另一項關鍵因素：社交因素。

在英國這樣的國家中，社交關係的品質和頻率正在逐步下降。我們的朋友比以前更少，親自見面的朋友也更少，通常都是透過網路聯絡。而造成這種情況有幾種原因，包括數代同堂的生活方式越來越少、交通移動方便、晚婚、單親家庭的增加，以及許多人選擇獨居等。即便我們現在和他人在網路上交流頻繁，但整體來說，對我們的社交關係似乎沒有正面影響。或許這使我們變得懶惰？現代人更常覺得自己孤獨，即便身邊環繞著成千上百個虛擬「朋友」和帳號，人們卻越來越常感到社交孤立。正因爲這樣的趨勢，我們有必要了解自身社交關係的重要性，以及其對健康的影響。

獨自一人生活或沒有維持正常的社交關係，都是「社交孤立」的徵兆。孤獨感是一種主觀的狀態，是對社交孤立此一狀態的認知，或是主觀所感受到的孤獨感。但孤獨和社交孤立卻是不一樣的。舉例來說，有些人可能在社交關係上是孤立的，卻對這樣的情況感到滿意；而有些人可能會和朋友頻繁交流，卻仍感到不足且孤獨。

在針對超過三百萬名受試者進行的七十項研究中，資料顯示社交孤立和孤獨感會導致早逝風險提高；感到孤獨且在社交上孤立的人，比一般人早逝的機率高出約三〇％[153]。而且這不限於年長族群，有可能發生在任何年齡層的成人身上。

綜合一百四十八項研究結果顯示，我們在社交關係上的經驗對壽命有顯著的影響。在任何一年中，如果我們和朋友與／或家人維持良好關係，存活過那一年機率就會高出五〇％[154]，這項研究結果不分年齡、性別及死因。這對我們壽命的影響程度之深相當於戒菸，而且比體重和不活動身體的影響更大。因此整體來說，是一項非常重要的影響因素。

有著活躍社交生活的人，患病時能更快速康復、更加願意配合用藥，在醫院住院的時間也更短[155]；他們在一開始也比較不容易生病，罹患心臟病、中風、失智症及其他疾病的風險也更低。

社交關係之所以能導向更好的整體健康狀況，原因很複雜，因爲社交關係不僅影響了健康行爲，同時也會影響我們體內的生物化學變化，對健康有直接的影響，進而改變疾病結果。其中一個明顯例子是，人類獲得社會支持，和擁有更強壯、更有抵抗力的免疫系統兩者之間互有關連[154]。

社交孤立和心理健康狀態下降之間也有著明確的關係。社交網絡越小、親密關係越少以及所獲得的社會支持不足，都和憂鬱症有關[156]。但和內向等個人特質相比，我們很難確定這其中有多少是受到社交孤立的影響。內向特質指的是一個人不想參與太多社交場合，比較喜歡獨自一人。把自己和家人朋友隔絕，也可能是因爲憂鬱症、不想成爲他人負擔的想法所產生的結果，然而這種做法通常會讓憂鬱症狀更加嚴重。

擁有正常社交關係不僅對人的心理和情緒健康十分重要，對生理健康也很重要。根據專家建議，有兩條路徑會影響身心健康，其中一條是行爲流程，包括健康行爲等。其主要概念是，社會支持透過鼓勵包括運動、均衡飲食、睡眠充足及不抽菸等更健康的行爲，以促進人們的健康狀態。但這是偏頗的說法，因爲社會互動也有可能會鼓勵負面健康行爲，例如：過度飲酒、熬夜及睡眠不足。另一條路徑則是心理流程，包括心情、情緒或掌控感等。舉例來說，獲得來自朋友的社會支持，能夠讓人不被充滿壓力的生活經歷壓垮，也更能管理壓力，而這點對我們的身心健康均有所影響。

如果要舉例說明這種效果具體呈現在疾病當中的話，有一例是當你和朋友相處時，血壓能夠有所下降[157]，進而降低心血管疾病的風險。此外，也有證據顯示，社交關係能夠降低腎上腺素和皮脂醇濃度（兩者皆爲主要壓力荷爾蒙），這也代表你的免疫系統會更加強壯，不受壓力壓迫。而另一個重要的荷爾蒙是催產素（oxytocin），又被稱爲愛的荷爾蒙，這種荷爾蒙會在哺乳期間、與人擁抱或進行性行爲期間釋放，這是人類建立連結時很重要的一種荷爾蒙，它能透過讓人理解他人的臉部情緒表達，以鼓勵人們互信、互相了解。

有些研究人員則以演化論的角度探討社會聯繫，研究結果顯示，人們爲了獲得他人提供的保護和支持，從根本上認爲自己有必要維持社交網絡的聯繫。這讓我們無須擔心生活中的某些事情，因爲可以仰仗信賴的人替我們做這些事情。也因爲如此，我們會因爲分手、失去朋友或離婚等切斷社交聯繫的事件而感到特別悲痛。人類有歸屬感、進行社交等基本需求，這一點似乎深深刻印在我們的演化歷史和基因中。

而這似乎也稍微解釋了，爲什麼和家人朋友社交聯繫越緊密的人，會越快樂、壽命更長、生活也更健康，身心健康問題也比社交關係較鬆散的人少。如果出生在感情親密的家庭中，代表這個孩子擁有最好的社交生活起點，建立了感受到被愛、被重視的基礎。讓孩子學會如何打造相互支持的關係、發展智力、社交和情緒技巧，同時也能培養長久的健康習慣。在成年時期的家庭羈絆，例如與伴侶擁有強烈、健康而親愛的關係，不僅對健康有著正面影響，也讓我們擁有足夠支持去面對生命中的挑戰。我們知道，參與社群網絡關係（親自面對面參與，而非透過網路）能夠賦予人們有意義的角色，讓人感受到自尊心和使命感；這可以簡單如負責規劃每月一次的晚餐聚會，或是大到如參與戲劇同好會，讓每個人都能扮演不同的角色。如果把這個部分從生活中抽離，可能會影響一個人的自我價值和快樂。

有趣的是，擁有數個親密朋友對所有成年人而言都是很重要的一件事，但擁有親密的家庭關係對男性的健康而言，比對女性健康的影響更加重要[158]。

醫療保健專家、教師、媒體和一般大眾都十分重視抽菸、營養和運動等因素，卻常常忽略了社交關係。如果我們想要了解一個人的全貌，就必須將社交健康也納入身心健康的考量。

TEST

你有多孤獨？

這項測驗是評估你感受到以下每個敘述的頻率。

	從不	偶爾	有時候	經常
我覺得和周遭的人相處十分和諧。	4	3	2	1
我找不到人陪伴。	1	2	3	4
沒有人能讓我尋求幫助。	1	2	3	4
我不會感到孤獨。	4	3	2	1
我覺得自己是特定朋友團體的一員。	4	3	2	1
我和周遭的人有很多共同之處。	4	3	2	1
我再也無法和任何人親近。	1	2	3	4
我無法和周遭的人分享我的興趣和想法。	1	2	3	4

我是個外向的人。	4	3	2	1
我有能夠親近的人。	4	3	2	1
我覺得自己被排除在外。	1	2	3	4
我的社交關係很膚淺。	1	2	3	4
沒有人能真正了解我。	1	2	3	4
我覺得自己被孤立。	1	2	3	4
當我需要時，我找得到人陪伴。	4	3	2	1
有人能真正了解我。	4	3	2	1
我這麼孤僻，其實並不快樂。	1	2	3	4
我身邊有人陪伴，他們卻心不在焉。	1	2	3	4
有人能成為我的談話對象。	4	3	2	1
有人能讓我尋求幫助。	4	3	2	1

若得分越高，代表你的孤獨感可能越重。

醫療保健／醫療照護

可能不必我多說，你也知道若是一個人能獲得醫療保健的照護，通常就代表他會更健康。自一九四八年以來，讓所有人獲得相同的醫療照護資源，一直是英國國民保健署的主要努力目標。因為英國的病患可以免費使用國民保健署的服務，照理說每個人享受的醫療照護權益應該不會有任何差異，實際情況卻並非如此。全國各地的健康所需並不一樣，也會因為每個地區的社經特性而有所不同。而在醫療照護資源上，每個地區之間也因為幾個原因而有所差異：有些醫療服務可能無法提供給特定人口族群，像是兒童及青少年心理健康服務，或試管嬰兒診所等。同樣地，因為每個醫生擁有不同專業證照和興趣，病患享受的服務品質也會有所不同。相同資源並不代表一定會享有相同治療。而每個患者對可享醫療服務的了解程度也有所差異。此外，也會有藥物處方等額外開銷的差異[159]。

在預約醫療門診後，病患通常需要親自到診所或設施看診（除了電話諮商等特殊情況）。地理位置、當地支援和可用的交通運輸工具都會影響一個人前往看診的難易程度，到社區醫生診所的交通花費和距離也會成為影響因素。英國有將近四〇%的人口居住於鄉村地區，其方圓兩公里內沒有任何社區醫生診所；相較之下，居住在都市區域的人口僅有一％是這種情況。年長族群特別容易受到這些因素的影響，而同樣受到影響的還有擁有家庭的族群，因爲他們通常會以家族事務爲優先，這常常會影響到病人是否有空看診，或是能否由另一個人帶著前往就診。此外，一般白天上班的人可能也無法請假看診，工作中的父母可能也無法請假帶著孩子就診。某些社區醫生診所會延長看診時間，雖然的確有效緩解這種情況，效果卻也有限。

心理醫療保健資源也是一個相當嚴重的問題，隨著候診時間逐步延長，病人有時候爲了密集的精神科照護資源，不得不跑遍全國，甚至得從牛津大老遠跑到蘇格蘭。大概不用我多說你就能明白，如果病人無法時常見到家人，對他們的復健過程會有多大的影響；對家人和朋友而言，也需要付出額外時間和金錢在交通上。

雖然都市地區人口的健康情況通常比鄉村地區糟糕，但生活在鄉村地區的缺點確實也包括更難獲得社區醫生及醫療照護資源[160]。舉例來說，如果你需要進行關節手術，接受這種手術的可能性要依據你的身分和居住地而定。特別是年長人士、女性以及居住在貧困地區的族群，似乎更處於劣勢[161]，這可稱不上醫療資源平等。

當然，英國已經十分幸運能擁有免費看診的醫療系統。在沒有全國健康保險服務的地區，例如美國，當地人要仰賴保險的條款來決定他們能享有的醫療保健服務及可負擔程度，如果沒有保險，又是另一個危險。美國的醫療保健系統並非人人都能享用，而是結合了公立和私立資金所資助的系統和計畫。享有健康保險的美國人能同時享受公共和私人的醫療保險服務，而大部分人是透過工作的公司加保健保計畫。由政府資助的健保計畫如低收入戶健康保險（Medicaid）和聯邦醫療保險（Medicare），也為較弱勢的族群提供了醫療保險。美國的確擁有傑出的醫療照護設施，卻不是人人都能負擔得起醫療服務，特別是沒有健保的人。美國人認為他們在享用醫療保健服務時，會遇到問題的主要原因是高得嚇人的費用。事實上，對沒有醫療保險的病人來說，一張醫療帳單可能就會讓他欠債一輩子。

另一方面，在澳洲，所有澳洲永久居民都能享有國民健保（Medicare），這是利用稅收付款的服務。雖然絕大多數時候，澳洲人可能都無須見到醫療保健帳單，但他們有時候也需要先付錢，再申請退稅，而這可能會讓某些人陷入經濟困境。政府也正在極力說服經濟狀況較好的人，享受國民健保的同時能多保私人保險，以減輕國民健保的壓力。從一方面來看，這很有道理，讓無力負擔私人保險的人更有機會使用公共醫療系統。但另一方面，這也劃出了擁有私人保險和沒有私人保險族群之間的界線，讓他們在所享受的醫療服務資源上出現了差異。比方說，如果你擁有私人保險，可以選擇在公立或私立醫院接受治療，擁有更多選項。但如果沒有私人保險，就只能在公立醫院接受治療。

正因爲世界各地差異極大的醫療保健系統，「享有醫療資源」一詞的定義也會因爲各自論述的脈絡差異而有所不同。在美國，「享有醫療資源」通常指的是一個人是否有醫療保險；有的話，又保到什麼程度。但在歐洲，「享有醫療資源」指的通常是病人獲得特定醫療資源的難易度、醫療品質，以及是否會有個人的不便之處，例如等候時間或交通距離。

社會經濟因素

如果我問你「什麼因素會導致健康狀況不佳和疾病產生？」，你可能會回答飲食不均衡或缺乏運動。就某種程度而言，你是對的。但是什麼原因會導致飲食不均衡呢？又是什麼造成了那個原因？這些因素正是以社會層面來探討健康問題時的根本問題來源，又稱爲「健康之社會決定因素」（social determinants of health）。

健康之社會決定因素指的是，塑造我們出生、生活及工作條件的社會、文化、政治、經濟、商業及環境因素；這些因素有時也被稱爲「健康之廣泛決定因素」或「社會經濟因素」。

我很喜歡健康之決定因素的「彩虹」模式，因爲這種模式將決定因素一層一層地堆疊起來，描繪每一個因素的影響程度。在最中間，是每一個人的個別行爲；在那之上，是家人、朋友、社區和地區的影響；在那之上，則是社會和經濟架構的影響，例如公司、住家環境等；在最上層的則是國家社會福祉政策和文化影響，例如女性角色等；每一層因素都會受到上方那一層影響。

我們單純地認爲體重只會受到生活方式的選擇而決定，而主要的影響因素是節食和運動行爲。但那些不受我們控制的因素呢？在「肥胖戰爭」的論述中，高收入及低收入家庭之間的懸殊差異常常被排除在外。

首先，最貧困地區和最富裕地區的男性預期壽命相差了九年，女性預期壽命則相差了七年。英國是個富裕的社會，但誕生在泰晤士河畔里奇蒙（Richmond）地區的小女孩卻能比曼徹斯特（Manchester）地區誕生的小女孩多活七年之久，如果健康狀況良好，甚至可以多活十七年；我們之所以有「南北分歧」㉜一詞是有原因的。一般而言，一個人的社會地位越低，其健康狀況就可能越糟糕[162]。

這些社會決定因素，或是這些原因的根本原因，會在許多不同方面影響健康，包括透過我們的食物選擇和運動等健康行爲造成影響。但我們個人對這些行爲的控制通常有限，因爲不健康行爲通常並非健康狀態不佳的主因，反而經常是生活中一連串因果關係的最後一環。如果你仍然無法理解這個概念，我想要委婉地提醒你一句我在網路上看到的名言：「如果你不需要爲此煩惱，那就是一種特權」。指出某人擁有特權並不是道德批判，你無須因爲認知到自己擁有特權而懷有罪惡感。抱有罪惡感，又隨之產生自我防衛的感受是很自然的，但你應該將此視爲一個學習機會。比方說，我認知到自己因爲生長於中產階級家庭，而擁有白人種族的特權、苗條的特權、教育特權和經濟上的特權；認知到這點只是了解其他人可能無法擁有相同生命經驗的第一步。擁有較高收入能享有許多特權，也可能會讓我們相信自己所有的健康行爲（尤其是我們的食物選擇）都在我們的掌控之中，這是因爲我們沒有經濟上的困難來妨礙我們照自己喜歡的方式進食。如果你無須苦苦掙扎就能享用多元而均衡的飲食，如果你沒有經濟障礙、教育障礙、時間障礙等，那你的確正享受著許多特權。這並非對你的批評，而是讓你在閱讀後面章節時，能夠好好思考的一個問題。

我想特別詳細解說其中幾個「原因的根本原因」：教育、工作、住家、周遭環境，以及金錢／收入。

教育

教育程度和健康有緊密的關聯。一個人的教育程度越高，受到慢性病或是心理健康問題如憂鬱症或焦慮症的影響就越低，也比較不會認爲自己的健康狀況不佳[163]。教育影響了生活的許多層面，包括工作品質、未來收入、參與犯罪機率和早逝風險等。接受良好教育能幫助你找到好工作、解決問題、感到自己有價值且有能力，也能擁有備受支持的社交關係。而這些都能透過增加機會、免於面對某些人生挑戰，幫助人們活得更久、活得更健康。

㉜ 南北分歧（North–South divide），或稱貧富分歧、南北差距，是指已開發國家與開發中國家在社會、經濟和政治上的分歧。

教育同時也會受到收入影響。二〇一五到二〇一六年期間，英國有十四%的孩童可享受學校免費餐點，而這些免費餐點僅提供給低收入戶家庭的孩童。這些孩童相較於無法享用學校免費餐點的孩子，在生理、個人、社會和情緒上發展健全的機會明顯更低。其背後代表的意思是，來自較貧困地區的孩童比較不可能接受良好教育，也代表他們受到長期健康問題影響的風險更高，也不大可能活得健康而長壽。

工作

工作是決定健康最重要的因素之一，因爲它和收入密切相關。一個人如果失業，所面臨的不健康和早逝風險會更大，尤其是年輕人族群。如果沒有就業、受教育或訓練，不僅身心健康狀況不佳的風險會增加，未來的工作品質可能會更低、收入也更低[164]。

失業影響的不僅是個人，在雙親皆失業的家庭中成長的孩子，在教育各個階段失敗的機率，比起那些父母至少有一方在工作的孩子，幾乎是兩倍之多。

在教育上面，失業率也有著明顯的社會落差之分。最貧困區域的失業率比最富裕區域明顯高出許多，而這種情況會對健康有什麼影響？良好的工作條件、安全的工作環境、保護員工身心健全的措施、優渥的薪水……等，這些因素都打造了一個更爲支持員工的環境，讓他們有機會成長和進步，並且對自己的工作內容擁有自決權。相較於環境不佳、易受傷或易接觸有害、有毒物質的工作環境，身處於友善環境之中讓人較無壓力，心靈也更加健康[165]。低薪的工作也很有可能導致受傷風險更高、工作掌控感更低，後者包括了單調重複的工作、病假不支薪以及只能在集中的固定時間休息。好的工作會爲人們提供能負擔基本生活水準的機會，並能參與社群、享受社交生活，同時也能感到認同感、自尊和使命感。

我們的心理健康特別容易受到失業的影響。雖然失去收入是首當其衝的難關，但也摻雜了其他較不明顯的因素。對許多人來說，工作是他們早上起床的意義，讓他們的一天有所規劃，同時也讓他們感到使命感和自我價值。工作是讓他們能夠與他人聯絡和交友的場所，同時也能獲得成就感；而這些東西在失業的同時，也一起被奪走了。

長期來看，失業、貧窮和心理問題可能會成爲一種惡性循環。同時失業又貧窮可能會導致健康狀況每況愈下，也會成爲一個人嘗試脫離失業和貧窮困境的阻礙。而失業情況也經常重複發生：一旦失去一份工作，下一份工作通常更不安定[166]。

住家

一棟房屋不僅僅是爲我們遮風避雨的房子而已，還是我們的家、我們長大和老去的地方，以及我們應該感到安全、舒服及溫暖的地方。

「燃料貧窮」（fuel poverty）指的是，一個家庭無法負擔以合理花費維持屋內暖氣運轉的狀況，而這通常也和收入有關。生活在寒冷家中的孩子，於孩童時期患上呼吸系統問題的機率，是生活在溫暖家中孩子的兩倍以上[167]。而潮濕、發霉的環境條件也會增加罹患氣喘及其他呼吸系統問題、各類疼痛、腹瀉、頭痛和發燒等健康問題的機率。

居住環境過於擁擠又是另一個問題，而這特別會對心理健康帶來負面影響，同時也被認爲會減弱對透過空氣傳染的疾病、腹瀉和咳嗽等病狀的抵抗力[168]。

周遭環境

我們的健康也受到環境的影響，無論是環境帶給我們的觀感，或是環境所提供的機會，包括能搭載我們去上班的大眾運輸系統、鄰近商家和學校而能輕鬆抵達的機能，以及擁有可供玩耍的綠化環境等。最後一項尤其重要，因爲有一塊維護良好又容易抵達的綠地，能讓人更容易活動身體[169]。在社經環境更好的地區中，當地公共區域更常栽種樹木，並設有池塘、步道、腳踏車道以及野餐桌椅等，這些設施在在都鼓勵大人和小孩走向戶外、進行體能活動[170]。一般來說，無論設施好壞，綠地空間通常在高收入社區較爲常見。其他地區則會受到犯罪率和交通因素的影響，而這兩種因素較糟糕的地方通常不適合孩子在戶外玩耍。

一般而言，都市地區（特別是大城市）的空氣品質比郊區更糟，這也會影響健康程度。居住在低收入區域的人可能會暴露在空氣污染之下，不僅影響呼吸道疾病的風險，也影響了早逝的機率[171]。

二〇一四年時，倫敦交通局採取了一項行動計畫以改善空氣品質，他們減少廢氣排放，打造一個更適合人們生活、工作、旅行和遊玩的健康環境。一條健康的街道定義爲有事情可做、有地方可休息、提供庇護以及乾淨的空氣。此外，也必須讓人感到安全，同時又不會太過吵雜。這樣的環境讓人能夠愉快地居住並隨意走動，這些條件也能打造一個爲健康帶來正面影響的環境。

金錢／收入

這一點很重要！前面所提到的許多社會經濟因素，最終都連結回金錢／收入這一部分。收入和健康之間有著緊密的關係，許多健康層面也會隨著收入增加而有所改善。除此之外，收入也會對其他人有所影響；舉例來說，你父母的收入會影響你的早期發展、你的教育，因此影響你的工作和收入。

簡單來說，收入不足之所以會導致健康狀況不佳，是因爲這會讓人更難避開壓力，同時會造成一種失控感，讓你覺得自己沒有一層經濟安全網，也無法接觸到特定的資源和體驗。金錢讓人有能力接觸完全融入社會時所需的支援和服務，有限的收入代表你能購買新鮮蔬果的數量有限，難以做出更健康的生活方式選擇[172]。時間就是金錢，有更多的錢通常代表著有了更多時間，讓你進行切菜、煮湯、慢慢煮飯和採購食物等事項。疲於工作的父母在晚上回家面對肚子餓的孩子時，可能沒有精力也沒有時間花上半小時準備晚餐。而收入較高的話，也代表你在嘗試新食譜或食材時，所面臨的風險會比較小，尤其是家裡有孩童時。如果他們因爲不喜歡菜色而不吃東西時，你可以選擇做其他料理或買其他食物取代。

關於金錢／收入和健康兩者之間關聯的解釋有兩種。第一種是，以有限收入過生活的壓力十分龐大，而我們已經了解到，壓力對健康帶來的影響有多龐大而深遠。第二種解釋則是，人們會因爲收入不足而覺得自己的社會地位比他人更低，導致痛苦產生。這些負面感受和情緒可能會導致體內產生實際的生理變化，隨著時間一久，可能會弱化免疫系統及其他身體器官功能。同樣重要的是，這些負面感覺和痛苦也會導致心理健康問題，而這一點在弱勢團體中更爲常見。長期遭受到種族或恐同歧視、體重污辱的壓力，以及長期爲金錢而煩惱的壓力，都可能導致憂鬱症和焦慮症等心理問題的產生。有些人可能會利用吸煙或酗酒等不健康的行爲來減輕壓力，因爲健康的行爲可能所費不貲，像是加入健身房或參加學校的運動社團等。另外很重要的一點是，這些壓力可能代表著，一個人會以「未來」爲代價去換取更爲重要的「現在」，因爲未來畢竟比較飄渺不定。因此，一個人可能會因爲某行爲在現在爲他帶來快感或緩解壓力，而不去在意長此以往爲健康帶來的有害影響。

有時候，簡單的論述也很有道理，例如：「低收入會導致飲食品質下降，進而導致負面的健康狀態」。但實際情形卻比這稍微更複雜一點，因爲在社經因素和健康之間，連結著一張錯綜複雜的因果網路。比方說，低收入會導致壓力的產生，進而造成憂鬱症狀出現，而這又會讓人不想運動，因此產生健康狀況不佳的結果。又或是，低收入可能讓一個人不得不兼差做單調重複的工作以賺取外快，而這樣的工作可能會帶來壓力，因此產生負面情緒和痛苦，長期下來則會影響免疫系統及心血管系統，增加罹患傳染病症和心血管疾病的風險。這其中的關係十分錯綜複雜。

有著更高的收入，通常代表你能負擔得起住在較爲富足的地區，而這裡的空氣品質更好、設施更好、醫療保健設施更好、健身房密度也更高（一個地區的中產階級越多，該地的瑜伽健身房就越多）以及更好的學校選擇，而這些都會爲健康帶來益處。

金錢和收入在許多層面上都影響了健康，從出生到兒童教育，從工作到退休，在我們的一生中持續帶來影響。工作收入又會受到教育的影響，而教育也會受到兒童時期的健康及父母收入所影響[173]。這代表金錢和健康之間的關係與親子兩代有關，也會相互影響：比方說，父母的收入會影響孩子的健康，而孩子的健康也會影響他們未來的賺錢能力及收入。

重新回到體重上

希望你現在已經清楚地明白，所有上述因素之間都互有關連，而金錢在其中扮演了關鍵角色。儘管人類壽命已經比以前更長，但不變的是，社會上的弱勢團體仍然更有可能因爲條件限制而導致健康不佳、甚至早逝。這樣的健康不平等，不僅僅只存在於社會上最富有和最貧窮的族群之中，而是橫跨了整體人口。

讓我們回到體重和健康方面，針對體重方面社經情況不均情況的研究指出，收入、居住社區、種族、性別及教育程度等我們缺乏直接掌控權的因素，都會影響體重。因低社經狀況和／或非白人種族而被邊緣化的族群，更有可能因爲壓力或上述健康之社會決定因素而擁有較爲龐大的體型[174]。如果以更廣泛的角度來檢視體重問題，那些較爲劣勢的族群，特別是劣勢不只一項的族群（例如：同時爲低收入和弱勢種族的一員），他們的體型更有可能較爲龐大，而依據富裕程度的不同，也會形成社會梯度上的層層落差，並不只是單純地分成富裕與貧窮兩個族群而已。雖然處於最佳社經地位的族群通常擁有最佳健康狀態，而處於最低位置的族群通常擁有最糟糕的健康狀態，但對處於中間位置的族群來說，收入或其他社經因素的些微改變，就可能對健康風險造成影響。而社經地位的一點改善，就會改善健康狀態。例如在教育方面，擁有較高學位的族群，其早逝風險似乎比擁有一般學位的人更低[175]，這顯示了健康的梯度變化是連續而平緩的，相鄰的族群之間不會有太大的落差。收入對健康影響的梯度變化，通常也是連續平緩的，甚至到了一定程度後，即使收入增加，健康狀態也不會再有進步。但對大部分的一般大眾而言，收入仍舊對健康有所影響。

我想在這章中告訴你什麼？首先，希望這一章能讓你明白，健康不僅僅在於我們所吃的食物，事實上，還有很多眞實而明顯的障礙會妨礙人們掌控自己的健康狀況。而我們所吃的食物和運動方式，也不完全是出自於個人意志的選擇；我們之所以會這樣想，是因爲我們從未親身體驗過上述那些障礙。但這些障礙是實際存在的，而我們需要認知到這些障礙，並利用它們來提醒自己，不可以因爲他人的食物選擇，就對他人或自己進行批判，並因此對自己感到羞愧或去羞辱他人。事情並沒有這麼簡單。我們需要用同理心和理解來取代侮辱和壓力，才能改善整體人口的健康。

第十章

什麼才是健康?

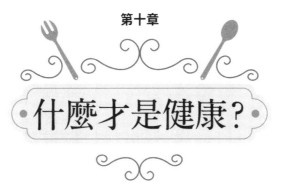

在這整本書中，我們檢視了許多被誤導的健康認知與概念，但我想以正面的態度來作結，因爲這一切還是有希望的。我們並非注定要擁有不健康的心理和生理狀態，而且我們當然能兼顧兩者，而不會顧此失彼。

以下就是我在遇到前面章節提及的問題時，所推薦的解決方法和建議。你該如何改善自身健康？其實方法多不勝數。

健康增重，而非減輕體重

我們已經在第二章中看到，如果把重點放在減重上（而這也是到目前爲止的主要重點），其實一點用都沒有、也沒有任何幫助。反而會帶來肥胖污名，也會單單因爲某些人的苗條外表，就忽略甚至認可了他們從事的不健康行爲。

我們應該將重點放在四個關鍵的健康促進行爲上：攝取蔬果、運動、不抽煙及適度飲酒；無論身材或體型，這些行爲能爲所有人帶來健康益處。而且，注重健康、不污名化以及包容所有人的訊息才是我們應該向大眾傳達的。

但如果不進行節食，那我們要怎麼辦？有什麼替代方案？

在健康方面，沒有單一的簡單解決辦法。任何這樣說的人都是在說謊，或是有著非常明確的企圖（而這通常能讓他們賺大錢）。我想提供你一個或許可行的解決方法，但這並非唯一的解決方法，而只是其中一種方法。這是我在臨床治療時所運用的方式，不僅合乎道德、懷有同理心，也十分有效。

直覺式飲食是由兩位美國營養師艾芙琳．崔伯利（Evelyn Tribole）和埃莉絲．瑞許（Elyse Resch）所研發的飲食模式，這是一種醫療介入方式及工具，能夠幫助人們遠離節食計畫、飲食規則等限制，並且學著信任體內的飢餓感和飽足感訊號。還有十項進一步解釋這個飲食模式的原則，包括拒絕節食心態、尊重飢餓感和飽足感、挑戰毫無幫助的食物思考方式、與所有食物和平共處，以及重新發現享受食物的樂趣。

直覺式飲食並非想吃什麼就吃什麼，其中還有許多應注意的微妙之處。此種飲食立基於嬰兒時期的進食方式。雖然我們那時候的吃飯時間可能是由父母決定，但我們能自行掌控吃進的食物量，也能在吃進的食物上擁有一定程度的掌控權。嬰兒可以開心地不停吃東西，直到飽了之後就直接轉頭或丟掉手中的東西。他們的身體會告訴他們什麼時候吃飽，而不是讓卡路里計算器或節食計畫告訴他們什麼時候吃夠了。我們無需仰賴外部因素，就能完全自行掌控進食的量以及進食的時間。

但這並不代表我們能輕鬆達成這樣的目標。如果你已經花上好幾年進行各種節食計畫，賦予規則限制自己的進食內容、時間和分量，你無法在一夕之間就把這一切全部拋掉。如果你已進行嚴格限制的飲食好一陣子，你的身體甚至可能再也無法產生正常的飢餓訊號，但只要經過時間復原，就能夠再次產生。

當人們開始拒絕節食心態時，常常會發現他們的飲食習慣有了一百八十度大轉變，並開始吃之前節食計畫「禁止」的所有食物。他們會瘋狂地吃下餅乾、蛋糕、冰淇淋、巧克力、披薩和麵包……等食物，同時會感到害怕且失去控制。這可能會導致他們再次啓動飲食限制和節食行爲，所以我建議，當你快被拒絕節食的思緒淹沒時，最好尋求專家指導。

這也是爲什麼，直覺式飲食自有其本身的架構，因此我通常會先了解病患的節食歷史，再檢視他們的飢餓訊號階段爲何。讓我們一步一步慢慢來，首先了解身體傳送給你的飢餓訊號。先把你的飢餓感和飽足感想像成一支溫度計，零分或空的代表你餓到快昏倒，而十分或滿的代表你覺得自己飽到肚子快漲破；就像是一頓聖誕大餐加上英式肉餡派，還有紅酒配起司，讓人酒足飯飽後昏昏欲睡。了解自己覺得什麼是舒適的飢餓感、什麼是舒適的飽足感，並利用這樣的判斷讓自己知道如何在適當的時間攝取適當分量的食物。不要將之視爲一種規則，這其中並沒有規則，只是一點小提示而已。

然而，光是認知到這點還不夠，你必須採取實際行動。當你更能識別並對自己的飢餓感訊號做出反應後，接著要檢視飲食規則。直覺式飲食的其中一個關鍵在於，在面對所有食物時都能感到舒服而自在，就算是令你害怕的食物、「特別是」令你害怕的食物。這被稱爲「無條件飲食許可」，是一個循序漸進的過程。從其中一種令你害怕的食物開始，在你想吃的時候就吃。到了這個階段，你可能已經吃了很多這種食物，但這沒有關係。你已經處於被剝奪心態太久了，久到讓這種食物變得太過特殊、太過令人興奮，以致於吃多少都不夠；而你的身體也害怕你會再次限制自己吃這種食物，所以在你心底深處仍然有一個聲音說：「如果我現在不吃，就不知道下一次吃到是什麼時候了……」。這種心態被稱爲「最後的一餐」，彷彿你吃的東西是你生命中的最後一餐一樣。我們可以理解這聽起來有點可怕，許多病人也擔心他們吃得不夠健康或是會變胖。但我保證，這樣的渴望在一陣子之後會平息下來，而你在吃夠以後，最終也會對這種食物感到厭倦。如果你一天三餐都吃冰淇淋，我相信過不久後，你就會開始渴望吃點別的東西。對某些人來說，這段期間可能不到一天；對其他人來說，可能會花上幾天。

隨著時間過去，你的身體開始了解到，你不會再次回頭進行節食，也可以隨時隨地吃這些食物了。漸漸地，這讓你開始厭倦這些食物，特別是容易取得的食物。我們總是想要得到自己得不到的東西，所以，如果你每天都能吃甜甜圈，你可能一開始會每天吃，直到有一天你會想：「不，我今天不想吃了」，然後你可以平靜地拒絕甜甜圈，因爲你知道明天又是嶄新的一天，只要你想，仍舊可以吃甜甜圈。

這樣的療法跟許多我看過的醫生醫囑截然相反，他們的建議是：如果你覺得自己會失控，就要遠離讓你失控的食物。我能理解這種「眼不見爲淨」的邏輯，但我覺得這種方式無法長久持續下去。要是你不小心在朋友家或逢年過節時看到這些食物，該怎麼辦？你可能會直接埋首大吃，接著又感到有罪惡感。因此，雖然我知道我的方法看似新穎又比較難做到，但長期來看卻更爲有效，你也不會感到罪惡或羞恥。我認爲專注於擁有健康的身體還不夠，你也必須擁有健康的心態，而這也包括了你對食物的想法和情緒。如果想和食物維持健康的關係，就不該抱有罪惡感和羞恥感。

這些針對食物所重新塑造的想法與認知，也和身體意象的努力、自我照顧和自我疼惜有關，但你得持續閱讀眾多書籍，才能進一步了解這些資訊。其實，我在這裡所敘述的一切，都比不上每週和我見面進行諮商。但我希望我能引起你的興趣，而如果想深入了解直覺式飲食，我推薦兩本書：由崔伯利與瑞許共同撰寫的《直覺式飲食》（*Intuitive Eating*），以及蘿拉．湯瑪斯（Laura Thomas）所著的《吃，就對了》（*Just Eat It*）。她們對這個主題所談論的細節遠比我在此分享的還多，因為若要詳細解釋這種飲食方式，需要一整本書來說明。

人們對直覺式飲食最大的問題是：「我這樣吃能減重嗎？」或許可以，但這並不是重點。直覺式飲食並非一種減肥工具，其重點在於把減重拋到腦後，只專注於你的整體健康上。你可能會減重、也可能不會，但這個辦法希望讓你回到身體感到舒適的體重設定點（大腦認定最為健康的狀態），你也會學到終身難忘的生活技巧，無需仰賴任何人、計畫或規則，只要傾聽身體的感覺就好。這無關乎完美，而是不要抵抗你的身體，反而要與之合作，對你的身體感到自信，並享受生命中的一切，包括食物。

此外，提醒所有性別認同為女性或性別酷兒族群：我喜歡把拒絕節食文化視為女性主義所採取的立場。父權社會透過節食壓抑我們已久，因爲我們如果將重心放在自己的身材和外貌以取悅男性，就比較沒空成爲強悍、堅強、獨立得足以改變世界的那種人。而研究結果也支持這樣的說法：研究人員要求女性受試者身穿泳衣進行數學測驗，結果她們的表現十分糟糕[176]。節食文化透過身體侮辱和自我物化，剝奪了我們正常思考的能力。盡情地對這件事生氣和憤怒，並閱讀相關資訊吧！我極度推薦從閱讀娜歐蜜．沃夫（Naomi Wolf）所著的《美貌的神話》（*The Beauty Myth*）開始，並且堅定你的立場，拒絕淪爲節食文化的共犯。

此外，我也想向所有男性，特別是順性別異性戀㉝的男性喊話：節食文化告訴你，如果你的體型並非他們所期望的體型，那你就不夠陽剛。這點也會影響到你，並對你周遭的女性造成深遠的影響。希望你能支持女性主義，成爲我們的盟友。

對我而言，非節食方式是幫助改善人類健康最有效的方式，有最多證據支持也最符合道德。這種方式受到越來越多的研究支持，同時也納入了個人經歷作爲考量，爲人們量身打造，不僅充滿同理心和寬容，也不會污名化任何東西。在這個飽受節食文化污染的世界中，有如一道清新的微風。

情緒性進食

許多網路文章會告訴你「你無法以食物滿足情緒性飢餓」、「在情緒性進食後你會感覺更糟糕」和「如何停止情緒性進食」，但這些都是錯誤的想法；你可以用食物滿足情緒性飢餓、你在情緒性進食後確實會感到好受一點，而你也完全沒有必要停止情緒性進食。你可以利用情緒性進食作爲處理機制的一部分，但它不該是你唯一的處理工具。

在面對人生中許多挑戰時，情緒性進食是尋求短暫慰藉時一種強而有力的方式。如果這種方法沒用，哪會有那麼多人照做？許多人相信，我們會將自己的情緒隨著食物吃下肚。我們對這件事情保持開放的態度，也因此會嚴厲譴責自己，並告訴自己需要自我控制一下；而這種訊息對我們不太友善，也沒有太大的幫助。

辨別飢餓感和飽足感是學習直覺式飲食的重要關鍵之一，一旦你能更清晰認識自己的飢餓感和飽足感，對情緒性進食也會有所幫助。這不僅能幫助你辨別是否感到生理上眞正

㉝ 順性別異性戀（cis-het），性別認同符合他們出生時的指定性別，並且爲異性戀的族群。

的飢餓感，隨著練習，這也可以成爲幫助你停下腳步思考片刻的工具，阻止你自動以食物回應情緒的惡性循環。

如果你已經餓到可以一次吃下冰箱中所有食物，那就有必要重新評估你的飲食習慣，盡可能避免這樣做。雖然並不是每一次都百分之百有效（人生不就是這樣？）但避免這種程度的飢餓感會讓你對自己更有掌握，也對自己的飲食感到更爲自在。我們在肚子餓時，常常會吃很多、吃很快，二十分鐘後，我們才發覺「天啊，我好飽」，這時就會感到罪惡和羞恥。此外，你也從極度的飢餓感直接跳到極度的飽足感，沒有仔細品味中間的差異。試著避免極致的飢餓感和飽足感能爲你帶來三個好處，首先，讓你對自己吃東西時的感受有更深刻的體認，也能避免在極度飢餓感和極度飽足感之間擺盪。第二，讓你比較不會有罪惡感和羞恥感，這兩種是品嚐食物時不該有的糟糕負面情緒。第三，你會對自己的身體更有自信，因爲你通常保持在可控制的飢餓感及舒適滿足的飽足感之間，而不會感到太痛苦。

首要步驟是分辨出自己感覺到的是生理上還是情緒上的飢餓感。如果你發現自己其實是感覺到生理上的飢餓：很好，去吃點東西吧。但如果只是情緒性的飢餓感，接下來該怎麼做呢？

辨別你的誘因

試著辨認出你正在經歷的情緒，是什麼原因讓你有這樣的感受？如果你覺得單靠自己思考很難理清思緒，寫下來或是和他人聊聊或許能有很大的幫助。將自己的想法文字化，能夠讓思緒更爲具體、更實際，也能幫助你處理這些思緒，而不會只是在腦子內的一團混亂而已。我們在第三章中討論過最常引起情緒性進食的常見情緒，以下我們以文字雲的模式再次複習一下：

滿足你的需要

把情緒和食物一起吃下去能讓人感到自在，因爲這代表了我們無須處理這些情緒；短期來看，似乎是個完美的解決方式。要記得，情緒性進食本身並不是問題，只要處

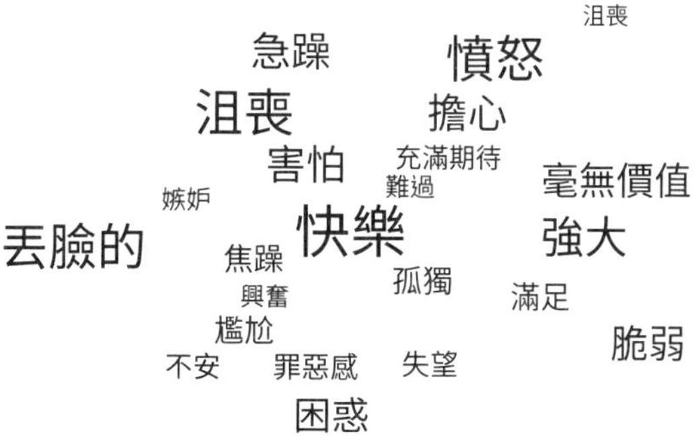

理機制還運作得當，這總比服用藥物或喝得爛醉來得好。但理想狀態中，食物不應該是幫助你處理情緒的唯一方式。以下是其他可以幫助你的事情：

* 抱抱寵物
* 打電話給朋友或家人
* 點上蠟燭、放點音樂，泡個暖呼呼的澡放鬆一下
* 跑步或上瑜伽課
* 閱讀
* 塗指甲油
* 看一部會讓你哭出來的悲傷電影（如果這正是你所需要的）
* 心理諮商

這當然不是完整的清單，只是希望能給你一點概念，找出你能使用的情緒處理工具。

同時，也不是說要用這些方式完全取代情緒性進食，而是與之一起使用；舉例來說，在泡

澡時吃巧克力，或是看電影時吃冰淇淋。徹底去除情緒性進食是非常不切實際的，我們不是機器人，我們和食物都有情感上的連結，而這也正是我們人類美好的一面。

正念飲食

基本上，正念飲食（Mindful Eating）指的是更加了解你吃進的食物，以不多加批判的方式品嚐之，並且希望你能更享受食物。這不是用來控制飲食的工具，我也不希望你將此視為減重工具。這種飲食方式假設，如果你專注於自身飲食，最終吃進的東西就會比較少。這對某些人來說或許沒錯，卻無法保證每個人都是如此，而且這也不是正念飲食的重點。正念飲食可以幫助你找出當天、那一餐應攝取的食物正確量。每一天及每一餐的食物攝取量，都會根據一連串的因素而有所不同。

如果你有興趣進行正念飲食，市面上有許多優質資源和書籍可供你參考。我只會在這裡進行簡單的介紹，讓你了解如何更專心地用餐。我們常常會在辦公桌或電視前邊吃飯邊做其他事，把心思分到食物以外的事物上。我不是說你絕對不能這樣做，因為這不僅不切實際，同時也形成了另一條我討厭的飲食規則。但只要你能保證一天一餐或一週幾餐進行正念飲食，那就夠了。

在開始進食前，移除任何令你分心的事物，確保自己的狀況良好而放鬆。閉上雙眼，覺察身體的感受。試著越過「飢餓感」，思考這份飢餓感從何而來、而這又是什麼樣的感受。看看你的食物：它的外表哪裡吸引你？聞起來味道怎麼樣？咬一口，並在口中細細品嚐。想想食物的口味，吞下、再吃一口，每一次都仔細去感覺口中的味道。大約過了五分鐘後，停下動作並評估自己的身體感覺如何，接著再繼續進食。用餐過後，試著明確說出你最享受這一餐的哪個部分，現在感覺如何？這一餐有讓你完全滿足嗎？如果沒有，爲什麼？缺了什麼？

你可能會發現這樣吃飯的話，會感覺食物更爲美味；也或者你會發現，你以爲自己喜歡的食物，實際上並沒有那麼美味。你的味覺可能會隨著時間變化，比方說，我以爲我喜歡青花菜，但當我最近使用正念飲食方式時，我發現除非是用香蒜醬或鷹嘴豆泥燜青花菜，不然我其實沒那麼愛吃。透過這個方式，你可以挖掘出許多關於自身食物喜好的有趣發現。

對許多人來說，這樣的進食方式能幫助他們對飲食更爲滿意，並且降低吃完飯後，即使生理上已經飽足、卻還想要再吃更多東西的欲望。但正念飲食並不是用來消除情緒性進食的工具；我再次提醒，這是適合與之一併使用的工具。

正向食物語言

每個人剛出生的時候並不會對食物抱持負面想法，而是透過學習才獲得的。這代表你也可以學著遺忘這些想法。通常這些負面想法已經跟著我們一段時間，有些甚至從小時候就開始有了，久到已經變成了自動反射的習慣。

一旦你體認到自己使用了哪些與食物相關的話語以及其可能帶來的影響，你可以就此做出一些應對。相信「壞食物」並無法幫助你改善對自己的感覺，那只會造成罪惡感和焦慮感，並且把你困在一個無法盡情享受食物的困境中，讓這些負面想法糟蹋了飲食體驗。

我認為很重要的一點是，要記住這些與食物有關的負面想法和情緒，可能會導致我們產生焦慮症，以及如何對吃下「壞食物」做出補償的想法。此外，使用「壞」一詞來形容食物，會引領我們走向安慰性進食（comfort eat），雖然安慰性進食本身並沒有什麼錯，但它卻會促進罪惡感和羞恥感的惡性循環：吃「壞食物」→罪惡感→補償／限制→過度飢餓→看到壞食物→吃下肚→罪惡感……一直循環下去。

要記得，食物是道德中立的，不會讓你成爲好人或壞人。幫食物貼上「好的」標籤，雖然會製造該食物在道德上比其他食物更爲優越的錯覺，但事實並非如此。將食物道德化的同時也剝奪了享受食物的樂趣，也是以根本就不存在的二分法和判斷標準決定你該不該享受某一種食物。你可以捫心自問：如果不將這些食物視爲「壞」食物，你享受並盡情品嚐這些食物的樂趣能增加多少？

告訴自己「食物沒有好壞之分」是一回事，但若要讓這個觀念更爲具體，最好訴諸於實際行動。你必須以實際行動支持你的信念；試試看，再看看感覺如何。

如果把食物分成好的和壞的，實際上無法幫助你吃得更好，那要做什麼才可以呢？就我的經驗來說，就是仔細觀察進食過程，但不要加以批評，並留意自己吃飯過程和飯後的愉悅感，以及吃過飯後生理上的感覺。隨著時間一長，透過實驗，你用來形容食物的那些黑白分明的形容詞會變得較爲少見，罪惡感也會被愉悅感所取代。這個過程需要時間和不斷的練習，你必須持續提醒自己，食物沒有好壞之分、乾淨與否，更沒有眞假之別。你也必須相信食物無法讓你變得更好或更壞。

改變想法是我們有能力掌控的事，而我們也可以透過話語改變想法。聽起來或許很可怕，但首先可以透過計算自己在面對食物和進食時自動冒出的負面思緒，辨認出這些想法，再以正面想法取而代之。以下提供幾項話語方面的建議，但如果你不喜歡我使用的詞彙或語句，也可以自行創造；最重要的是，你必須相信這些話語。

負面詞彙和語句	正面詞彙和語句
乾淨的	美味的
「真正的」食物	美好食物
排毒／淨化	每日食物／偶爾品嚐的食物
作弊餐／作弊日	享樂食物
零罪惡感	均衡
空有熱量	好吃
好的／壞的	營養較充足／營養較不足
健康的／不健康的	令人享受

負面詞彙和語句	正面詞彙和語句
不乖的	享樂
垃圾食物	煮得好吃
「賺取你的食物」	辣／脆／順口／濃郁
骯髒食物	滿足
發胖	營養豐富
頹廢	刺激食慾
罪惡	新鮮
我的弱點	令人興奮
禁忌／許可食物	美味
有毒	安慰
獎賞	飽足
上癮	愉快
我不應該	我想要

改變談論食物的方式不僅對你和你的心理健康有絕佳益處，也對周遭的朋友有所幫助。你所使用的語言可能會導致其他人因爲你享受美味的食物，而感到有罪惡感或開心，而且年輕族群更有可能因爲你說的話而受到正面或負面的影響。給所有正在閱讀本書的父母：我並非想嚇你，只是想溫和地提醒，你用來評論自己和食物的話語會被你的孩子學起來，也會塑造他們對自己和飲食的看法。成爲孩子的好榜樣可以帶來大量益處，爲他們營造食物很美好、不該害怕食物的家庭氛圍，也讓他們知道自我價值不僅僅來自於外表。

以「你不該吃那個」這句話爲例，如果他們想吃冰淇淋，你可以先向他們說明食物選擇帶來罪惡感和羞恥感的這個概念，接著再告訴他們如果禁吃某樣食物，只會讓人更想吃那種食物。雖然這不像直接讓你的孩子進行節食那麼明顯，但卻會鼓勵節食心態以及食物好壞之別，也會陷入「禁食－暴食」的循環心態。

更爲明顯的是，試問自己是否曾在孩子面前提到體重、節食及身體意象等話題？你是否說過你不被「允許」吃特定食物，卻將這些食物餵給家人吃？當孩子吃著你說要極力避開的食物，他們會怎麼想？你覺得他們會怎麼解讀？這對他們來說十分困惑，而即便他們可能無法清楚地表達，這些概念卻會在他們心中內化。這也是爲什麼在我和病患的第一次諮商中，我會花時間詢問他們在成長過程中與食物的關係，試圖找出他們是否記得父母如何談論食物和體重、他們從中學到什麼，以及這對他們造成什麼影響。而這的確會對他們造成影響；對有些人來說甚至影響極深，無論如何，對所有人來說都是一種風險。在對孩子說話以及提到自己時，使用「強壯」、「均衡」或「美麗」等詞彙時，會造成很大的不同，因為你談論這些主題時的態度，會成為他們認為的「正常現象」。

我們使用了許多道德、沈重的詞彙來描述食物，甚至連「碳水化合物」一詞對許多人來說，都有負面的聯想，我們何不直接以食物的原名稱呼之？一塊蛋糕就是一塊蛋糕，並不是吃了會感到罪惡的美食；馬鈴薯就是馬鈴薯，別把它視為碳水化合物；就只是一顆該死的蘋果，何必叫它健康選擇？讓我們實話實說，食物並不是一種道德批判或一種營養物質，它們就只是食物而已，是什麼就叫它們什麼吧。

健康飲食癡迷症

擁有健康飲食癡迷症或健康飲食癡迷症傾向的人，可以從以下作法中獲益良多，並重新塑造思考與談論食物的方式。當我在診間面對有健康飲食癡迷症傾向的患者時，最重要的部分就是闡述食物恐懼及食物焦慮。但這對健康飲食癡迷症患者來說並不是什麼稀罕事，當我在診間爲慢性節食患者看診時，同樣的治療方式也適用。無論你是否患有健康飲食癡迷症，盛行的節食文化讓大部分人對食物有著或多或少的扭曲態度，而點出這些事項能有效改善身心健康。

首先，你必須誠實面對自己，找出自己認爲無法吃下肚的食物。如果這個方法對你沒有用，你可以寫下一連串在你吃下肚時，會讓你懷有罪惡感的食物名單。在每一項食物旁邊，寫下它讓你有罪惡感的原因，或是讓你覺得自己不能吃的原因，以及這個想法從何而來。

比方說：

* **甜甜圈：**為什麼？糖分太高。誰說的？許多文章和 Twitter 貼文。
* **披薩：**為什麼？蔬菜含量不夠。誰說的？同事說的。

再來，我認爲我們有必要了解，健康不僅止於食物所含的養分而已。正如同我在本書中闡述的，我會試著向病患建立健康的整體架構，告訴他們各種不同的因素都會影響健康，例如社交生活、壓力和睡眠等。這讓他們能將食物營養和其他因素一併討論，而不是視之爲決定健康的唯一因素。最終目標是降低食物的影響力，讓它不再成爲一切的中心，而只是生活中的一部分、拼圖中的一小塊；此外，目標也放在理解並進行適度的飲食習慣，讓你能吃得健康，不會對任何食物上癮，也不再追求不可能達成的完美。

最後，我認爲我們需要去了解爲什麼一個人會罹患健康飲食癡迷症。我們都接收到相同的文化訊息，讚揚健康和苗條的體態，但大部分的人並沒有飲食失調的症狀。患病的過程包括潛藏的焦慮、自尊心問題及完美主義，以及許多讓健康飲食癡迷症患者企圖單靠食物解決的人生問題。因此我建議患者同時與營養學家以及心理學家／心理治療師進行診療，因爲與兩者一起合作進行治療是最理想的狀態。

如果你覺得自己患有健康飲食癡迷症，這些方式或許會對你有所幫助。但我仍然鼓勵你尋求專家幫助，因爲獨自面對並非易事。你值得擁有更好的感受，也值得獲得最好的幫助，助你達到最佳狀態。

煽動恐懼

如果你未曾被「碳水化合物和糖分是毒藥」這種訊息包圍，那你十分幸運。身爲努力了解最新研究及最新節食趨勢的營養學家，我每天都會看到某些食物或營養成分被妖魔化，被冤枉爲「邪惡」、「致病」、「有毒」的食物，或冠上其他煽動恐懼的形容詞。

正如先前所提過的，我們和食物之間的健康關係並不包含罪惡感，也不應摻雜恐懼感。或許恐懼感在久遠的人類演化歷史中還算有所幫助，但在面對食物時，恐懼並非有建設性的一種情緒。對食物感到恐懼，只會奪走享受食物和進食的樂趣。

如果有人讓你在非合理醫療原因下，對吃下特定食物會感到害怕或焦慮的話，那他們正爲你的生活帶來負面影響。

恐懼可說是現今最爲有效的行銷工具。我們害怕體重增加和變胖，因爲這個社會告訴我們那是一個人最糟糕的樣子。同樣地，我們也害怕變得不健康，因爲這樣一來，我們就成了國民保健署的負擔，也擔心別人會認爲這全都是我們自己的錯。

＊如果麵包和披薩這類食物真的如此邪惡，為什麼幾乎天天以這兩者為主食的義大利人都過得好好的？

＊如果米飯是無用的食物、缺乏營養，為什麼數十億亞洲和印度人口卻沒有因為每天吃大量米飯而營養不良？

＊如果吃起司會讓人類健康會受到威脅，為什麼法國、義大利、西班牙和瑞士等國家罹患飲食相關的疾病機率並沒有因此而比較高？

妖魔化特定食物和營養成分是一個很大的問題，不僅不會讓人變得更健康，也不會讓人類與食物的關係更爲健康。事實上，我認爲這樣做會讓人們在心理和生理上都變得更不健康。顯然，身爲一個營養學家，我知道有些食物的攝取量應該要有所節制，有些食物則應當多加攝取。但這些應該是在衡量整體飲食及其他影響健康因素的大框架下，才需要關心的事情。這其間有灰色地帶，並非絕對的非黑即白，也不只是簡單地不吃某種食物，就能神奇地變得健康。

煽動食物恐懼之所以變得如此普遍可見，我認爲有以下兩個主要原因：

＊煽情主義者利用煽動恐懼以刺激銷售。如果想要透過販賣節食書籍或電視節目來賺錢，恐懼是必要手段。許多流傳已廣的極度恐懼說法都是來自於試圖販賣東西的人，而賺錢才是他們的主要目標，並不是為了你的健康。他們就是要讓你感到害怕，因為恐懼能驅動利益。如果你怕麵包會害你得到糖尿病，你就更有可能會讀相關書籍、買營養補充品和飲食計畫。

＊人類喜歡簡單的訊息，而食物營養過於複雜，所以我們不喜歡。以下這些說法反而比較簡單：越來越多人因為攝取糖分而罹患糖尿病（即使我們的總糖分攝取量其實在下降……），或是人們因為殺蟲劑而罹患癌症（即便有機食物也使用殺蟲劑……）。中庸的概念太無聊了，雖然不容易，但我會盡量讓這種想法看起來有趣一點。

這也讓我們能夠玩起怪罪遊戲。妖魔化個別食物，會讓我們因不吃某種食物而在道德上感到更優越或更健康，並稱讚自己，同時也輕視那些吃這種食物的人，因爲我們認爲「他們會因此而生病」。我已經數不清自己看過多少個仇恨評論：「她吃肉，難怪會得癌症」、「如果她早點開始進行果汁飲食，就不會發生這種事了」，彷彿罹癌的唯一原因是飲食方式，和基因、社會決定因素等毫無關係。

同樣的怪罪遊戲也加深了對身材較爲肥胖人士的刻板印象，例如：懶惰、沒有動力、會變胖都是他們自己造成的。這同時也強化了「肥胖族群是國民保健署的負擔」這種論述，因爲這會讓我們對自己的身材和選擇感到更有自信。這些論述眞實與否並不重要，因爲這是一種讓我們自我感覺更好的捍衛機制，所以我們不會去質疑其眞實性。

這些煽動恐懼的論述會造成食物恐懼症，甚至產生肥胖恐懼症。讓人因爲害怕糖分而不吃水果，或是因爲害怕碳水化合物而不吃麵包，或者因爲凝集素而不吃豆類。這些煽動恐懼的訊息造成心理上的實質傷害，還害得像我這樣的人得費盡唇舌說服他們：吃這種食物沒問題、對身體無害。讓人對食物產生恐懼只要一秒，但要消除這種恐懼可能需花上數月甚至數年。不僅如此，這種恐懼也會帶來壓力而對身體造成傷害，或是讓人們不吃特定食物而造成身體營養不足，由此可見，煽動恐懼的論述眞的會爲人體帶來實質傷害。

煽動恐懼的論述同時也會令人產生困惑。每一位江湖郎中、每一本節食書籍、每一個「導師」都有一套要你遵循的規則、讓你害怕的特定食物，也難怪人們會感到困惑。如果你同時遵循他們所有的建議，你會發現自己什麼東西都不能吃（我確認過）。我在診所看過無數人遵循著他們想得到的所有節食方式，結果在他們的腦中，不同規則製造了無盡的困惑和衝突，讓他們感到絕望。我在社群媒體上每天都會接到類似的問題：「我吃這個有沒有關係？」這讓我感到非常難過，也非常憤怒。

如果你也對此感到憤怒，那就在聽到這種恐懼說法時，挺身而出，捍衛自己的立場。清楚表示你反對這些過於簡單、恐懼、斷章取義的飲食訊息，同時勇敢指出這些說法可能造成的傷害。食物並沒有毒，有毒的其實是以利益爲目的，散播煽動恐懼、擷取片面說法的飲食資訊。

如何對抗煽動恐懼說法

不幸的是，我們沒有單一的簡單方法來辨別及避免這些恐懼說法，但有些方法能夠有所幫助。首先，體認到你也是人類，難免會被狗屁說法所迷惑。我們不可能永遠不會犯錯，但我們可以多加懷疑並質疑我們所閱讀的內容。不要因爲一件事聽起來好像很有道理，就相信那個說法；當你在網路上查詢資訊時，更要特別小心。一個人是否夠資格去支持他的言論？有任何研究可證明嗎？他的說法聽起來是不是美好到很不眞實？

我知道我們很容易被過多的營養資訊淹沒，而我們能做的是，少閱讀一點營養相關資訊。如果你看到一則標題聳動的文章，試著無視它，不要覺得自己必須馬上讀一讀；這個方法也適用於社群媒體。最重要的是，不要看 Netflix 的影片學習營養相關資訊。

如果你追蹤的某個人或看到的某件事試圖利用恐懼來改變你，請認清這種手法，無視或取消追蹤該帳號，別再理會。

社群媒體

「排毒」這個詞唯一能被接受的位置，就是放在「社群媒體」一詞的後面。我極力推薦人們進行社群媒體排毒。很重要的是，我們必須認知到社群媒體的所有缺點：社會比較、罹患憂鬱症和飲食障礙的風險，以及人類容易對社群媒體上癮的天性。但社群媒體也有其優點，如果你能改善社群媒體使用習慣，就能朝對的方向前進。

我們都知道，花費過多時間在社群媒體上對我們的心理健康有害，所以如果你發現自己每天花在單一社群媒體平台上的時間超過一小時，我會建議你減少使用時間。如果你不知道自己花了多少時間在社群媒體上，我可以提供 iPhone 使用者一個小訣竅：在手機的「設定」中，找到「電池」這個項目，然後準備大吃一驚吧。因爲這個頁面會告訴你總共的螢幕使用時間，以及在過去二十四小時和過去七天中，你使用每一個應用程式的時間。

我第一次查看使用時間時，被我花在 Twitter 和 Instagram 上的好幾個小時（沒錯，好幾個小時！）嚇了一跳，也讓我大開眼界。從那時起，雖然在某種程度上，我的工作很仰賴這些應用程式，但我還是很努力嘗試減少使用這些應用程式的時間。

以下是我經常使用並推薦的訣竅，幫助減少花費在社群媒體上的時間：

* 在大眾運輸工具上，播放 podcast 或音樂來聽，並開啟飛航模式。
* 走路時把手機放進包包裡，不要拿出來（除非你需要導航）。
* 在健身房或在戶外跑步時，將手機調整為飛航模式。
* 在家吃飯時，把手機放在另一個房間，即使獨自一人吃飯也不要使用手機。
* 外出吃飯時，將手機放在包包裡，連放在桌上都不要。
* 除了重要聯絡對象的訊息和簡訊以外，關閉其他推送通知。

我知道這些建議聽起來很容易做到，但有時候我們需要別人告訴我們、以白紙黑字清楚地寫出這些建議，我們才會願意做出改變。社群媒體對大部分人來說是一種習慣，而習慣通常很難戒除。

如果你覺得自己需要採取更爲極端的行動，可以考慮在你預先設定的特定時間過後，禁止自己使用社群媒體應用程式。或者使用「Forest 專注森林」這樣的應用程式：如果你連續兩小時不用手機，這個應用程式就能幫忙種下一棵樹。是不是很棒？

你也可以進行一項實驗，刪除所有社群媒體應用程式整整二十四小時，再檢視一下自己的感覺如何。或者下次週末度假時，在整個休假期間都把這些應用程式刪除。我保證你會感到神清氣爽又開心，而且覺得一天之內可用的時間更多了。

我完全能想像你心裡正想著：「是啊，我的確有使用社群媒體，但我才不會對手機上癮，沒那麼沉迷」。既然如此，我建議你試試以下挑戰，如果你使用的是 iPhone，可以試著追蹤你的使用時間，甚至統計你一天接收多少推送通知。或者你也可以下載「Moment」（iOS）或「MyAddictometer」（安卓系統）應用程式，連續幾天追蹤你的使用紀錄。這些應用程式甚至會推送便利的通知，讓你不會忘記。幾天之後看看結果，是否讓你嚇一跳？

如果你眞的因此感到驚訝，代表你使用手機和社群媒體的頻率遠比你想像的還高，而多加注意這點可能會幫你節省許多時間。不僅如此，你花在社群媒體上的時間越少，進行向上社會比較、罹患錯失恐懼症以及情緒變糟的機率就越低。

暫時跳脫社群媒體，能讓你重新獲得原本沒有意識到所失去的時間和心靈空間。進行社群媒體排毒，能讓你重新取回使用這些平台的掌控權，也能讓你以更正面且更有意識的態度使用社群媒體。

除了花費在社群媒體上的時間以外，審視你所瀏覽的內容也很重要。你在社群媒體上追蹤的每一個人，是否都是苗條的白人？是的話，是時候增加點多樣性了。讓你的動態牆充滿多元內容，更能反映出眞實世界：肥胖的人、弱勢種族團體、LGBTQ+族群、跨性別族群、身心障礙人士……等，讓你的社群媒體動態提醒你，這個世界有許多不同的美好。

你追蹤的人是否會讓你覺得自己不夠好？取消追蹤這些人吧。每移除一個人，就以更多植物、毛茸茸動物、大自然或藝術的帳號取代。

你追蹤的每一個人，飲食方式是否與你相同？如果是的話，這樣其實很不切實際。無論你是嚴格素食主義者或進行舊石器時代飲食，並不是全世界都和你吃一樣的東西，只追蹤飲食方式和你相同的人會讓你活在同溫層裡，永遠不願做出其他挑戰。

媒體

時常接觸到媒體上的理想體態，絕對是自尊心低落、身體意象不佳、憂鬱症和飲食障礙等心理健康疾病的風險因子之一。正因如此，（盡最大可能地）減少或排除這些負面媒體影響有助於消除這項危機。其中一個簡單方法是大幅降低收看媒體的時間。不要再購買雜誌，尤其是宣稱關心健康、事實上只重視減重和增肌的雜誌，這一點都不健康。不要收看有廣告的電視節目，你可以利用廣告時間起身走走或做些別的事情，或是將節目錄下來，在廣告時間快轉。同時也別再閱讀一般營養相關新聞報導，這些內容十之八九不是沒有幫助，就是錯的。

有人提出了另一個方式：「培養媒體素養」，或許有助於對抗部分負面影響。媒體素養包含一系列的知識、態度和技巧，幫助人們了解、欣賞並對大眾媒體特質以及自己與媒體之間的關係進行批判分析。更準確地來說，這種方式能幫助你塑造以下幾個概念：

* 學習如何進行批判性思考，並對眼前所有資訊抱持懷疑態度。這包括了決定這些資訊是否合理、為何包含特定資訊、又為何未包括其他資訊，以及訊息的主要概念為何。
* 成為聰明的產品及資訊消費者。媒體素養能幫助人們學習如何決定一件事情是否可信，也或許可以幫助人們抵抗廣告中使用的技巧。
* 以負責的態度製造媒體。不要只是消極的接收資訊，同時也要辨別清楚自己想說什麼、想如何傳遞這份資訊。
* 辨認媒體在我們文化中的角色。從名人緋聞、雜誌封面到迷因梗圖，媒體想要告訴我們一些事情、影響我們對這個世界的認知，甚至促使我們以特定方式行動或思考。
* 了解作者的目的。作者希望你從媒體的內容獲得什麼？只是純粹的資訊分享？還是試著改變你對某件事物的看法？媒體會影響我們對這個世界的認知，因此了解對方的動機才是關鍵。

有幾項實驗顯示，媒體素養訓練可以保護女性，即便她們原先就對自己抱有負面身體意象，但在看到媒體上的理想體型後，也不會覺得自己很糟糕。最有效的方法是，點出理想體態人工建構的特質和人們天然多元的體態之間的差異，同時比較實際的節食方式以及其所帶來的負面效果。此外，學校花上一到兩個月進行媒體素養訓練課程，能夠幫助降低把苗條或結實理想體態內化的風險，同時增加自我接納程度和自信[112]。

幾位研究人員研發出了一套爲期四週的媒體素養訓練課程，內容包括討論媒體所呈現的理想美麗標準、學習身體意象不滿的特質及肇因、了解修圖和美化照片，以及簡短的認知介入治療，專爲討論因媒體理想體態形象所帶來的負面信念和情緒而設計。這樣的課程已被證實可有效降低飲食障礙的風險因子，例如：不健康的社交態度、內化苗條或結實理想體態以及對身體意象不滿。

在理想狀態下，我們需要讓媒體素養訓練成爲學校的必修課程，光是這樣就能造成大幅改變，但是這對目前的你完全沒有幫助。以下則是你現在就能做到的事情。身爲大人，我們可以秉持媒體素養的原則，在閱讀媒體訊息時提出三個重要問題：作者是誰？這份訊息的目的爲何？這份訊息是如何建構而成的？

我認爲我們也有必要閱讀觀點與自身不同的文章，雖然有可能會感到憤怒，卻有必要了解並傾聽他人的觀點。即使我們認爲有些人根本就是胡說八道，但知道這種觀點的存在和普及程度也很重要。這也是爲什麼我之前會提到，在社群媒體上追蹤飲食方式與你不同的人很重要，這能讓你突破同溫層，跳脫那個不斷強化你的信念、讓你誤以爲自己的觀點比實際上更爲普及的地方。

我們會覺得閱讀不認同的內容是件困難的事，因爲我們天生傾向於尋找自己能認同的東西，這同時也被稱爲確認偏誤（confirmation bias）。如果你認同某些意見，它們一定是很好也很合理的；反之，那一定是有缺陷或有所偏頗的意見。克服這樣的偏見很難，但這是一個好的懷疑論者應有的特質。無論你抱持著什麼樣的信念，尤其是在食物和健康方面、尤其是你堅信不移的信念，你更該花點時間，積極地試著證明這些信念是錯誤的，積極地尋找反對這個信念的研究論文。這聽起來很可怕，但結果有二：你可能無法找到強力的證據證明你的錯誤，而這樣你就能繼續堅信你的立場；或是你會找到許多證據證明自己錯了，但這樣一來，你就可以修正你的立場，以反映你所找到的證據和結論。無論是哪一種結果，最終你都會獲得有證據支持的論點，也能讓你更爲堅信這樣的結果。這是個雙贏的局面，但嘴上說說總是比實際去做來得容易。

想要期待人們從未接收過任何媒體訊息，我覺得不太實際。想想就不可能，因爲你一回到家，可能就會看到室友或家人在看電視或社群媒體上的影片，在外面也會看到許多廣告看板，但沒關係，看電視也是很有趣的！並非所有熱門媒體都有問題；比方說，很明顯地，我不可能會去批評任何大衛．艾登堡（David Attenborough）所做的節目。或許我們只需要對自己所收看的內容有著更深的認知，並花些時間評估它們所呈現的人類族群和體型是否足夠多元就夠了。

健康行動

活動身軀是一件很棒的事，也對心靈和身體有益。把運動的主要目標放在這些健康益處而非身材美觀上，代表你的身體意象會更佳，整體心理健康狀態也會更好。

而這也代表不要把運動當作懲罰，這種態度對我們大多數人來說並沒有用，只要回想一下體育課就知道了，體育老師通常會叫你多跑一圈作爲懲罰，但這樣只會讓你對運動產生負面觀感，無法鼓勵並刺激你運動；而健身照片也無法給予你鼓勵。健身照片要我們把健身目標放在改善外表，而且只有一種方式能夠達成理想的身材。

但這些都無法鼓勵人們對運動抱有健康的態度。以身體感覺良好的方式運動，才眞正能讓我們抱持健康態度。不要依賴健身手環、健身照片所說的進行運動，也不要做 Google 搜尋找到的一小時內最燃脂的運動。只要做你享受的、身體感覺良好的運動就好。而每個人的喜好都不同，甚至即便是同一人，每年喜歡做的運動也會有所不同。拿我自己舉例，我曾有一陣子很喜歡飛輪課和 boot camp 訓練，但當這些課程的費用變得無法負荷時，我便轉向健身房內的重量訓練。又過了一段時間後，我發現重訓讓我感到很疲累、也很有壓力，我也太過專注於增加體重，讓我在進度停滯不前時感到失望。因此，我再度轉向瑜伽，這讓我的壓力程度和心理健康有著神奇的改善。我現在仍然持續做瑜伽，即使明年也有可能改變，但這完全沒問題。我傾聽身體的聲音，它就會讓我感到更快樂。比起罪惡感和痛苦，愉悅是個更強而有力的長期激勵因素。

有些人發覺，注重運動的功能性十分能夠激勵人心。我曾聽一位私人教練說過：「我們做深蹲是爲了讓自己在八十歲時，還能自己從馬桶上站起來」，這讓我印象深刻。運動的目標不在於有著完美蜜桃臀，而是讓我們在一生中能獨立自主的時間越久越好。然而對某些人而言，專注在這樣的重點上卻沒有太大的幫助，因爲這其實是一個健全主義式㉞的觀點。身心障礙人士十分了解自己身體的能力所及範圍，所以如果以功能性爲目標，可能反而對他們有害。因此，置身於大自然、短短散步一程或適度拉筋，爲心理健康帶來的益處也是值得一提的。

如果你是身心健全的人，可以想想你在活動身體時的感受。感覺好嗎？運動程度太簡單還是太難？是不是讓你覺得疲累的同時又很開心？還是反而讓你接下來一整天毫無生產力？有幫你紓解壓力，還是增添了更多壓力？你比較喜歡在早上還是在下午運動？你感到快樂嗎？你是否也有花同樣的時間好好休息？

休息是非常重要的一環。就生理方面而言，我們需要一段必要的時間休息，讓肌肉修復、重建和增強。運動會破壞肌肉纖維，並造成肌肉纖維輕微撕裂，而這需要時間修復。你同時也會用竭體內儲存的肝糖（以碳水化合物爲主、儲存在肌肉中的能量）並流失水分，而這些都需要時間補充。如果沒有足夠的時間復原，身體會持續處於被破壞的狀態，而無法自行修復。傾聽你的身體並評估自身感受十分重要，如果你感到很疲累，那就好好休息，否則你最後可能會害自己受傷。

最後，我想要強調把運動和減重分開討論的重要性。不僅是因爲運動本身就是個十分緩慢且容易令人灰心的減重方式，我們也已經知道，聚焦在減重上的運動將毫無效果。我們必須停止綑綁這兩者，也不要再假設每個人運動的目的都是減重或維持體重。對複雜的人類而言，這反倒像是一種侮辱。

身體意象

社群媒體、大眾媒體和健身照片，可能會透過社會比較而促使你對身體抱有負面身體意象。我已經在這些平台的脈絡下討論過身體意象，但這也值得拿出來單獨討論。

近年來，「身體自愛」（body positivity）運動越來越興盛，但其最初目的已經有所扭曲。許多人錯信身體自愛運動只和愛惜自己的身體有關，但這個運動的意義並不僅止於此。這是由一位體型龐大的黑人女性所提出的政治運動，動機是讚頌主流媒體上不常看到

㉞ 健全主義（ableist），對能力缺失者的歧視或偏見，尤指針對身體殘障人士。

的邊緣化身材，這爲非優越體型族群打造了一個可以盡情讚頌其身體的安全空間，而這樣的空間在此之前根本不存在。這就是其中的關鍵差異：身體自愛運動是爲邊緣化身材所打造，但正面的身體意象與欣賞自己的身體是任何人都可以做的事。有人說這場運動應該被稱爲「接納肥胖」運動，因爲這樣一來，就不適合其他族群了。我也贊同這種說法。

負面身體意象並不會因爲身材胖瘦高矮而有所歧視，每個人都可能會受到對身體意象不滿、甚至是體型仇視的負面影響。這當然不是說苗條的人就不會有身體或自尊方面的問題；但關鍵的差異之處在於，他們的身體更受到社會的接納和讚揚（以一般身材標準而言），而較爲肥胖的身軀則並非如此。

我希望以上解釋能讓你更理解這件事。現在回到身體意象本身，正面身體意象並不一定代表你愛自己。對許多人而言，這是一個不切實際的目標，尤其是在短期以內。如果你現在看著鏡子裡的自己，並對自己說：「我喜歡我自己」，你會相信嗎？如果你相信，那眞是太棒了！要繼續保持。如果你不相信，那也無妨，因爲你不需要喜歡你自己。我發現更爲實際的目標是接納自己的身體，也稱爲身體中立性（body neutrality）。

簡單來說，身體中立性就是接受原本的你。這代表的意思是，對身體抱持中立的態度，既非喜愛也非討厭，而是不要想太多，自然而然地過每一天。接納自己的身體和有良好的身體意象，代表你能花些時間做些對身體好的事情，但也不要過度。也代表著以尊重的態度對待身體，因爲你相信（或試著相信）你的身體值得好好對待。在實際行動方面，或許可以抵抗與身體相關的負面思緒（稍後再詳細討論）、穿著合身舒適的衣服、在肚子餓時把自己餵飽、在需要休息時好好休息，並且別對不滿意的身體部位挑三揀四。

很多人都會自動對身體產生負面想法，在看向鏡中的自己時，馬上就會注意到不喜歡或覺得不夠好的部位。在看診時，我喜歡和病患進行一項活動，讓他們在每次內心浮現一次與身體有關的負面想法時，就記下一分（用寫的或用手機記錄都行）。在一天結束之後加總分數，他們通常會被自己浮現負面思緒的頻率嚇一跳。接著，下一步是嘗試以正面或中立的想法對抗每一個負面想法。比方說，以「我的大腿能讓我走去上班再回家」取代「我恨我的大腿」的想法。不需要過度正向或多令人興奮的想法，而是精準、表達感激的想法。

我們的認知會成爲現實，如果我們改變對自己身體的認知，以中立或正面的方式看待身體的話，就會成爲現實，我們也會對身處於這具軀體而感到更爲自在。這並不是一夕之間就能改變的過程，需要時間慢慢改變，但絕對值得。

有幾個方式可以幫助我們改善自己的身體意象；對抗負面想法是一種，而另一種方式則是以我們享受的方式活動身軀，不去在乎外表美觀。我們也能以自我照護的形式好好對待身體，除了前一節情緒性進食解決方法中提到的「滿足你的需要」方法之外，還有自我疼惜（self-compassion）這個方式。自我疼惜專家克莉絲丁·涅夫（Kristin Neff）博士對自我疼惜的定義包含了三個主要元素：自我仁慈、普遍人性和正念。

自我仁慈的意思是，對自己抱有溫暖和仁慈的心態，即使在承受痛苦時、做錯事情或失敗時也一樣；與其批評自己不夠好，不如安慰自己並告訴自己沒關係，就像是用對待朋友的方式對待自己。

普遍人性則代表體認到受苦和失敗都是所有人必經的人生體驗。身爲一個人類就代表著你並不完美，每個人都是如此。提醒自己這點，能讓自己覺得不會被其他人排除在外，因爲失敗很正常。當你聽到有人說「我能體會你的感受」時，感覺會比較不那麼孤獨。

正念的意思是觀察到自己：「沒錯，我正在承受痛苦」，但要以非批判性的眼光來看待這件事。不要去否定你的想法和感受，尤其是負面的，反而要去接受。我們有時候會迷失在自我批評中，常常忽略了其所帶來的負面效果。正念不代表重新思考並對自己說過或做過的事感到憤怒，而是單純地接受結果，並轉念為較仁慈的想法。

那實際上該怎麼做呢？最好的方式之一就是想像一位朋友身處於你的情況之中。舉例來說，假設你考試考砸了，你可能會負面地對自己說：「你就是個魯蛇，這太糟糕了！怎麼會這樣？」但你會對朋友這樣說嗎？我想不會。相反地，你可能會對朋友說：「我知道你覺得很糟糕，我也有過這樣的經驗。但你還有機會重考，需要我幫你一起複習嗎？」根據這樣的思路走，你可以選擇對自己說：「沒錯，這的確不是我想要的，感覺很痛苦、情況也很糟，但這不是世界末日。勝敗乃兵家常事，我還有一次機會重考，而這次我會更認眞唸書，因為我知道我能做得更好」。這就是一個實際的想法，而且比起將實際情況化為不切實際的想像，這樣更為仁慈。

我們經常認為自我批判或嚴以律己能夠激勵自己，但事實上卻會造成反效果。自我批判讓我們同時成為了攻擊者和被攻擊者，讓我們倍感壓力，也無法正常生活。相較於鼓勵自己，對自己說「你很失敗」，更有可能會讓你感到沮喪和無助；但對自己仁慈，就是給自己希望並對自己有信心，而研究顯示，長期來看這種方式更為有效。

自我疼惜能幫助減輕對身體意象不滿的折磨，這很合乎邏輯，可以當作一種鼓勵策略，讓人們無論有什麼不完美、成就或失敗，都能接納自己。那些與自我身體意象不滿有關的自我批評聲音會告訴你：「你的身材不夠好」；而自我疼惜和自我仁慈則會說：「你的身材夠好了」。同樣地，普遍人性會幫助你了解，幾乎所有人在生命中某段期間都會對自己的身體抱有這樣的感覺，向你保證你絕對不奇怪。而正念接著幫助你以平衡、非批判的角度來評估這些想法，不會過度專注在你不喜歡的身體部位。因此自我疼惜實際上有助於抵抗對身體意象的不滿，同時幫助人們欣賞並接納自己有所缺陷的身體[177]。這個方法也能幫助改善身體意象，特別是給予女性另一個與外表無關的方式來評估自己，因爲自我接納和更爲積極的樂觀主義與生活滿足度有關[178]。

女性的自尊以及男性逐漸覺醒的自尊，對社會上理想美感標準的依賴程度十分嚴重。如果不符合這個標準，我們可能會被稱作是醜陋或肥胖的（用二分法所做出的對比，並非單純的中立形容詞），導致我們的自我價值受到傷害。在這種情況下，當自尊因爲無法達到特定標準而受到傷害時，自我疼惜就可以幫忙，因爲在自我疼惜的過程中，包括了以仁慈的方式對待自己，特別是在你遇到逆境、自尊心低落時。自我疼惜不會因爲在社會比較中獲勝而讓你更好受；相反地，這種方式受到社會比較的影響更小，甚至能阻止你進行社會比較。進行自我疼惜的女性比較不會在意自身體型或體重，事實上，她們更有可能會欣賞自己的身材，即便她們認爲自己身材並沒有其他人的好。而她們自尊心較爲低落時，也比較不會進行批判[179]。

整體來說，自我疼惜有許多優點，也沒有自尊所擁有的任何缺點，因爲自我疼惜並不仰仗任何成功或成就來療癒自我，在面對失敗和察覺到的缺點時，也能幫助你振作起來。

在培養正面身體意象上，我想分享的最後一點是，和一起努力達成同樣目標的人們相處會對你非常有幫助。同時，也要盡可能地與專注於改變體型的人保持適當距離，並在線上或現實生活中找到與你志同道合的團體。在網路上追蹤熱愛自己身體的人，或是加入Facebook 社團以尋求支持。看到周遭人們不再減重或雕塑體型，而是接納並擁抱自我，是一件十分激勵人心的事。

大處著眼

食物營養很重要。身爲營養學家，我對此深信不疑，也貢獻了大量時間研究了解。

但我還是會看到「你吃的每一口食物不是在抵抗疾病，就是在引疾病上身」這樣的話語，並且搭配蔬菜和漢堡相互對抗的照片。這樣的敘述和其他「食物即最佳良方」的言論，都在過度簡化「健康」這件複雜的事。健康所包含的遠不只是我們所吃的食物而已，還有其他如睡眠和壓力等因素，這些對我們的胃口和食物選擇都有著巨大的影響。此外，壓力和疾病之間、睡眠和疾病之間彼此也有獨立的關聯，和食物毫無關係，更別說社交健康、快樂、醫療照護、基因、和社會經濟因子等影響因素的重要性，而這些大多都無法由我們掌控。你大可以一生都努力確保自己進行最佳的飲食、運動模式和睡眠時間，但你卻無法長生不老。事實上，你很有可能活到一百歲，卻因爲沒有朋友而過得很悲慘，然後還是死於癌症；也有可能因爲承受過多壓力和擔憂，在四十歲時死於心臟病。這樣的人生還有什麼樂趣可言？如果不曾好好活過和享受過，生命又有什麼意義？我不相信上帝或其他至高無上的力量，我也不相信我們活著是因爲有更偉大的意義存在。我認爲，我們之所以存在於這世間，是因爲物理法則和概率，但有限的生命並不代表我們不能盡情享受生命中的一切，而食物正是生命中非常值得享受的一部分。

人在這個世界上存在的意義，並非投入所有精力以擁有理想的外表。想想看，如果你減少擔心食物的時間，還可以做哪些美好的事情？你不用改變世界，或是做什麼値得名垂青史的大事，只需要做些讓你的生命充滿刺激和意義的事，讓你在生命終結前，不會後悔自己浪費了一生。

當你逝世時，不會有人因爲你的瘋狂健身習慣、你吃的東西或你的體重而記得你，而會因爲你爲他們所做的好事而記得你。

沒錯，健康的確很重要，但健康也不是你的道德義務或責任。無論健康與否，人類都値得獲得基本應有的尊重。有著遺傳疾病或慢性疾病的人或許無法算是「健康」的人，但他們仍是人類；而身材較爲龐大的人也値得獲取相同的仁慈和尊重。這些事情是毫無條件必須擁有的，而非依據一個人的健康狀況而定。

社會告訴我們，最糟糕的事情就是肥胖，但他們說錯了；最糟糕的事就是對他人毫不體貼、刻薄地進行批判。

致謝

我在撰寫這本書的期間過得非常愉快；雖然並不是很輕鬆，這是一定的，但我覺得比起上一本書，我這次更享受寫書的過程！當然，我也必須感謝以下幾個人：

首先是我美好的家人，在我踏出每一步時都給予全力支持，也耐心對待處於極大壓力之下的我——至少這次沒有因爲食譜而崩潰！

感謝 Head of Zeus 優異的出版團隊，邀請我撰寫我本身就很想積極寫出的這一本書。對我而言，這證明了你們是世界上最棒的出版社。同時也感謝 Northbank Talent，在一開始就相信我的能力。

還有幾個想要特別鳴謝的對象：首先是蘿拉．湯瑪斯（Laura Thomas），一路以來擔任我期望中最棒的心靈導師。如果不是妳，我就不會踏上這條不節食的道路，所以我很感謝妳在二〇一六年邀請我錄製妳的 podcast！

其次，我要感謝我在醫療保健領域的好友們，他們不斷挑戰我的想法、不斷和我進行有趣的討論，同時也給予我源源不斷的靈感：麥克辛（Maxine）、安嘉里（Anjali）、金伯莉（Kimberley）、艾倫（Alan）以及 CS。

最後，要感謝林—曼努爾．米蘭達（Lin-Manuel Miranda）在我寫作期間所提供的美妙背景音樂！

foods affects children's behavioral response, food selection, and intake'. *The American Journal of Clinical Nutrition*, (6):1264–1272.

9. Tsai, A.G., Wadden, T.A. (2005). 'Systematic review: An evaluation of major commercial weight loss programs in the United States'. Annals of Internal Medicine, 142(1):56.
10. James, J., Thomas, P., Kerr, D. (2007). 'Preventing childhood obesity: Two year follow-up results from the Christchurch obesity prevention programme in schools (CHOPPS)'. *BMJ*, 335(7623):762.
11. Anderson, L.M., Quinn, T.A., Glanz K., et al. (2009). 'The effectiveness of worksite nutrition and physical activity interventions for controlling employee overweight and obesity'. *American Journal of Preventative Medicine*, 37(4):340–357.
12. Bosomworth, N.J. (2012). 'The downside of weight loss: Realistic intervention in body-weight trajectory'. *Canadian Family Physician*, 58(5):517–523.
13. Aphramor, L. (2010). 'Validity of claims made in weight management research: A narrative review of dietetic articles'. *Nutrition Journal*, 9:30. doi:10.1186/1475-2891-9-30.
14. Müller, M.J., Bosy-Westphal, A., Heymsfield, S.B. (2010). 'Is there evidence for a set point that regulates human body weight?' *F1000 Medicine Reports*, 2:59.
15. Polivy, J., Herman, C.P. (1985). 'Dieting and binging: A causal analysis'. *American Psychologist*, 40(2):193–201.
16. Leibel, R.L., Hirsch, J. (1984). 'Diminished energy requirements in reduced-obese patients'. *Metabolism*, 33(2):164–170.
17. Sumithran, P., Prendergast, L.A., Delbridge, E., et al. (2011). 'Long-term persistence of hormonal adaptations to Weight Loss'. *The New England Journal of Medicine*, 365(17):1597–1604.

參考資料

1. Flegal, K.M., Kit, B.K., Orpana, H., Graubard, B.I. (2013). 'Association of all-cause mortality with overweight and obesity using standard body mass index categories'. *JAMA*, 309(1):71.
2. Bacon, L., Aphramor, L. (2011). 'Weight science: Evaluating the evidence for a paradigm shift'. *Nutrition Journal*, 10(1):9.
3. Wing, R.R., Phelan, S. 'Long-term weight loss maintenance'. (2005). *The American Journal of Clinical Nutrition*, 82(1):222S–225S.
4. Howard, B. V., Manson, J.E., Stefanick, M.L, et al. (2006). 'Low-fat dietary pattern and weight change over seven years'. *JAMA*, 295(1):39.
5. NIH Technology Assessment Conference Panel. (1992). 'Methods for voluntary weight loss and control'. *Annals of Internal Medicine*, 116(11):942–949.
6. Mann, T., Tomiyama, A.J., Westling, E., Lew, A-M, Samuels, B., Chatman, J. (2007). 'Medicare's search for effective obesity treatments: Diets are not the answer'. *American Psychologist*, 62(3):220–233.
7. French, S.A., Jeffery, R.W., Forster, J.L. (1994). 'Dieting status and its relationship to weight, dietary intake, and physical activity changes over two years in a working population'. *Obesity Research & Clinical Practice*, 2(2):135–144.
8. Fisher, J.O., Birch, L.L. (1999). Restricting access to palatable

through 2004–2006'. *Obesity*, 16(5):1129–1134.

27. Davis-Coelho, K., Waltz, J., Davis-Coelho, B. (2000). 'Awareness and prevention of bias against fat clients in psychotherapy'. *Professional Psychology Research and Practice*, 31(6):682–684.
28. Swift, J.A., Hanlon, S., El-Redy, L., Puhl, R.M., Glazebrook, C. (2013). 'Weight bias among UK trainee dietitians, doctors, nurses and nutritionists'. *Journal of Human Nutrition and Dietetics*, 26(4): 395–402.
29. Stice, E., Presnell, K., Spangler, D. (2002). 'Risk factors for binge eating onset in adolescent girls: a 2-year prospective investigation'. *Health Psychology*, 21(2):131–138.
30. Tylka, TL. (2011). 'Refinement of the tripartite influence model for men: Dual body image pathways to body change behaviors'. *Body Image*, 8(3):199–207.
31. Pearl, R.L., Wadden, T.A., Hopkins, C.M., et al. (2017). 'Association between weight bias internalization and metabolic syndrome among treatment-seeking individuals with obesity'. *Obesity*, 25(2):317–322.
32. Mottillo, S., Filion, K.B., Genest, J., et al. (2010). 'The metabolic syndrome and cardiovascular risk'. *Journal of the American College of Cardiology*, 56(14):1113–1132.
33. Sutin, A.R., Stephan, Y., Terracciano, A. (2015). 'Weight discrimination and risk of mortality'. Psychological Science, 26(11):1803–1811. doi:10.1177/0956797615601103
34. Puhl, R., Suh, Y. (2015). 'Stigma and eating and weight disorders'. *Current Psychiatry Reports*, 17(3):10.
35. Neumark-Sztainer, D., Bauer, K.W., Friend, S., Hannan, P.J., Story, M., Berge, J.M. (2010). 'Family weight talk and dieting: How much do they matter for body dissatisfaction and disordered eating behaviors in

18. Bacon, L., Stern, J.S., Van Loan, M.D., Keim, N.L. (2005). 'Size acceptance and intuitive eating improve health for obese, female chronic dieters'. *Journal of the American Dietetic Association*, 105(6): 929–936.
19. Khaw, K-T, Wareham, N., Bingham, S., Welch, A., Luben, R., Day, N. (2008). 'Combined impact of health behaviours and mortality in men and women: The EPIC-Norfolk prospective population study'. Lopez A, ed. *PLoS Medicine*, 5(1):e12.
20. Matheson, E.M., King, D.E., Everett, C.J. (2012). 'Healthy lifestyle habits and mortality in overweight and obese individuals'. *Journal of the American Board of Family Medicine*, 25(1):9–15.
21. Rothblum, E.D. (2018). 'Slim chance for permanent weight loss'. *Archives of Scientific Psychology*, 6(1):63–69.
22. Fox, R. (2018). 'Against progress: Understanding and resisting the temporality of transformational weight loss narratives'. Fat Studies, 7(2):216–226.
23. Lissner, L., Odell, P.M., D'Agostino, R.B., et al. (1991). 'Variability of Body Weight and Health Outcomes in the Framingham Population'. The *New England Journal of Medicine*, 324(26):1839–1844.
24. Brownell, K.D., Rodin, J. (1994). 'Medical, metabolic, and psychological effects of weight cycling'. *Archives of Internal Medicine*, 154(12):1325–1330.
25. Field, A.E., Manson, J.E., Taylor, C.B., Willett, W.C., Colditz, G.A. (2004). 'Association of weight change, weight control practices and weight cycling among women in the Nurses' Health Study II. *International Journal of Obesity*, 28(9):1134–1142.
26. Andreyeva, T., Puhl, R.M., Brownell, K.D. (2008). 'Changes in perceived weight discrimination among Americans, 1995–1996

64(3):418–435.

46. Oliver, G., Wardle, J. (1999). 'Perceived effects of stress on food choice'. Physiology & Behavior, 66(3):511–515.
47. Adam, T.C., Epel, E.S. (2007). 'Stress, eating and the reward system'. *Physiology & Behavior*, 91(4):449–458.
48. Zellner, D.A., Loaiza, S., Gonzalez, Z., et al. (2006). 'Food selection changes under stress'. *Physiology & Behavior*, 87(4):789–793.
49. Kaur, S., Van, A. (2017). 'Do the types of food you eat influence your happiness?' *J UC Merced Undergraduate Research Journal*, 9(2).
50. Tomiyama, A.J., Dallman, M.F., Epel, E.S. (2011). 'Comfort food is comforting to those most stressed: Evidence of the chronic stress response network in high stress women'. *Psychoneuroendocrinology*, 36(10):1513–1519.
51. Troisi, J.D., Gabriel, S. (2011). 'Chicken soup really is good for the soul. *Psychological Science*, 22(6):747–753.
52. Locher, J.L., Yoels, W.C., Maurer, D., van Ells, J. (2005). 'Comfort foods: An exploratory journey into the social and emotional significance of food'. *Food and Foodways*, 13(4):273–297.
53. Spence, C. (2017). 'Comfort food: A review'. *International Journal of Gastronomy and Food Science*, 9:105–109.
54. Macht, M. (1999). 'Characteristics of eating in anger, fear, sadness and joy'. *Appetite*, 33(1):129–139.
55. Macht, M. (2008). 'How emotions affect eating: A five-way model'. *Appetite*, 50(1):1–11.
56. MacCormack, J.K., Lindquist, K.A. (2018). 'Feeling hangry? When hunger is conceptualized as emotion'. *Emotion*. June.
57. Koball, A.M., Meers, M.R., Storfer-Isser, A., Domoff, S.E., Musher-Eizenman, D.R. (2012). 'Eating when bored: Revision of the

adolescent girls?' *Journal of Adolescent Health*, 47(3):270–276.

36. Vartanian, L.R., Porter, A.M. (2016). 'Weight stigma and eating behavior: A review of the literature'. *Appetite*, 102:3–14.
37. Tylka, T.L., Annunziato, R.A., Burgard, D., et al. (2014). 'The weight-inclusive versus weight-normative approach to health: Evaluating the evidence for prioritizing well-being over weight loss. *Journal of Obesity*.
38. Ramos Salas, X. (2015). 'The ineffectiveness and unintended consequences of the public health war on obesity'. *Canadian Journal of Public Health*, 106(2):e79–81.
39. Lozano-Sufrategui, L., Sparkes, A.C., McKenna, J. (2016). Weighty: NICE's not-so-nice words. *Frontiers in Psychology*, 7:1919.
40. Puhl, R., Peterson, J.L., Luedicke, J. (2013). 'Fighting obesity or obese persons? Public perceptions of obesity-related health messages'. *International Journal of Obesity*, 37(6):774–782.
41. Fikkan, J.L., Rothblum, E.D. (2012). 'Is fat a feminist issue? Exploring the gendered nature of weight bias'. *Sex Roles*, 66(9–10): 575–592.
42. Taheri, S., Lin, L., Austin, D., Young, T., Mignot, E. (2004). 'Short sleep duration is associated with reduced leptin, elevated ghrelin, and increased body mass index'. *PLoS Medicine*, 1(3):e62.
43. Tylka, T.L., Calogero, R.M., Daníelsdóttir, S. (2015). 'Is intuitive eating the same as flexible dietary control? Their links to each other and well-being could provide an answer'. *Appetite*, 95, 166–175.
44. Helliwell, J.F., Layard, R., Sachs, J. (2012). *World Happiness Report*.
45. Vitaliano, P.P., Scanlan, J.M., Zhang, J., Savage, M.V., Hirsch, I.B., Siegler, I.C. (2002). 'A path model of chronic stress, the metabolic syndrome, and coronary heart disease'. *Psychosomatic Medicine*,

'A thematic content analysis of #cheatmeal images on social media: Characterizing an emerging dietary trend'. *International Journal of Eating Disorders*, 50(6):698–706.

67. Kuijer, R.G., Boyce, J.A. (2014). 'Chocolate cake. Guilt or celebration? Associations with healthy eating attitudes, perceived behavioural control, intentions and weight-loss'. *Appetite*, 74:48–54.
68. Varga, M., Thege, B.K., Dukay-Szabó, S., Túry, F., van Furth, E.F. (2014). 'When eating healthy is not healthy: Orthorexia nervosa and its measurement with the ORTO-15 in Hungary'. *BMC Psychiatry*, 14(1).
69. Dunn, T.M., Bratman, S. (2016). 'On orthorexia nervosa: A review of the literature and proposed diagnostic criteria'. *Eating Behaviors*, 21:11–17.
70. Moroze, R.M., Dunn, T.M., Craig, Holland, J., Yager, J., Weintraub, P. (2015). 'Microthinking about micronutrients: A case of transition from obsessions about healthy eating to near-fatal "orthorexia nervosa" and proposed diagnostic criteria'. *Psychosomatics*, 56(4): 397–403.
71. Segura-Garcia, C., Ramacciotti, C., Rania, M., et al. (2015). 'The prevalence of orthorexia nervosa among eating disorder patients after treatment'. Eating and Weight Disorders, 20(2):161–166.
72. Barthels F, Meyer F, Huber T, Pietrowsky R. (2017). 'Orthorexic eating behaviour as a coping strategy in patients with anorexia nervosa'. *Eating and Weight Disorders – Studies on Anorexia, Bulimia and Obesity*, 22(2):269–276.
73. Dunn, T.M., Gibbs, J, Whitney, N., Starosta, A. (2017). 'Prevalence of orthorexia nervosa is less than 1 %: data from a US sample'. *Eating and Weight Disorders – Studies on Anorexia, Bulimia and Obesity*,

emotional eating scale with a focus on boredom'. *Journal of Health Psychology*, 31(4):521–524.

58. Havermans, R.C., Vancleef, L., Kalamatianos, A., Nederkoorn, C. (2015). 'Eating and inflicting pain out of boredom'. *Appetite*, 85: 52–57.
59. Cardi, V., Leppanen, J., Treasure, J. (2015). 'The effects of negative and positive mood induction on eating behaviour: A meta-analysis of laboratory studies in the healthy population and eating and weight disorders'. *Neuroscience & Biobehavioral Review*, 57:299–309.
60. White, B.A., Horwath, C.C, Conner, T.S. (2013). 'Many apples a day keep the blues away:Daily experiences of negative and positive affect and food consumption in young adults'. *British Journal of Health Psychology*, 18(4):782–798.
61. Sánchez-Villegas, A., Henríquez-Sánchez, P., Ruiz-Canela, M., et al. (2015). 'A longitudinal analysis of diet quality scores and the risk of incident depression in the SUN Project'. *BMC Medicine*, 13(1):197.
62. Jacka, F.N., O'Neil, A., Opie, R., et al. (2017). 'A randomised controlled trial of dietary improvement for adults with major depression (the 'SMILES' trial)'. *BMC Medicine*, 15(1):23.
63. Wilk, R. (2004). 'Morals and metaphors: the meaning of consumption'. *Elusive Consumption*, 11–26.
64. Spencer, D.C. (2014). ''Eating clean' for a violent body: Mixed martial arts, diet and masculinities'. *Womens Studies International Forum*, 44:247–254.
65. Zhong, C-B, Liljenquist, K. (2006). 'Washing away your sins: threatened morality and physical cleansing'. *Science*, 313(5792):1451–1452.
66. Pila, E., Mond, J.M., Griffiths, S., Mitchison, D., Murray, S.B. (2017).

81. Schoenfeld, J.D., Ioannidis, J.P. (2013). 'Is everything we eat associated with cancer? A systematic cookbook review'. *The American Journal of Clinical Nutrition*, 97(1):127–134.
82. Thorning, T.K., Raben, A., Tholstrup, T., Soedamah-Muthu, S.S., Givens, I., Astrup, A. (2016). 'Milk and dairy products: good or bad for human health? An assessment of the totality of scientific evidence'. *Food & Nutrition Research*, 60(1):32527.
83. Ernst, E., Schmidt, K. (2002). '"Alternative" cancer cures via the Internet?'. *British Journal of Cancer*, 87(5):479–480.
84. Johnson, S.B., Park, H.S., Gross, C.P., Yu, J.B. (2018). 'Use of Alternative Medicine for Cancer and Its Impact on Survival'. *JNCI: Journal of the National Cancer Institute*, 110(1):121–124.
85. Gardner, C.D., Trepanowski, J.F., Del Gobbo, L.C., et al. (2018). 'Effect of low-fat vs low-carbohydrate diet on 12-month weight loss in overweight adults and the association with genotype pattern or insulin secretion'. *JAMA*, 319(7):667.
86. Hall, K.D. (2017). 'A review of the carbohydrate–insulin model of obesity'. *European Journal of Clinical Nutrition*, 71(3):323–326.
87. Reidlinger, D.P., Darzi, J., Hall, W.L., et al. (2015). 'How effective are current dietary guidelines for cardiovascular disease prevention in healthy middle-aged and older men and women? A randomized controlled trial'. *The American Journal of Clinical Nutrition*, 101(5):922–930.
88. Hooper, L., Martin, N., Abdelhamid, A., Davey Smith, G. (2015). 'Reduction in saturated fat intake for cardiovascular disease'. *Cochrane Database of Systematic Reviews*. June (6).
89. Huang, T., Xu, M., Lee, A., Cho, S., Qi, L. (2015). 'Consumption of whole grains and cereal fiber and total and cause-specific mortality:

22(1):185–192.

74. Syurina, E.V., Bood, Z.M., Ryman, F.V.M., Muftugil-Yalcin, S. (2018). 'Cultural phenomena believed to be associated with orthorexia nervosa: Opinion study in Dutch health professionals'. *Frontiers in Psychology*, 9:1419.
75. Brytek-Matera, A., Donini, L.M., Krupa, M., Poggiogalle, E., Hay, P. (2015). 'Orthorexia nervosa and self-attitudinal aspects of body image in female and male university students'. *Journal of Eating Disorders*, 3:2.
76. Turner, G., Lefevre, C.E. (2017). 'Instagram use is linked to increased symptoms of orthorexia nervosa'. *Eating and Weight Disorders*.
77. Westwater, M.L., Fletcher, P.C., Ziauddeen, H. (2016). 'Sugar addiction: the state of the science'. *European Journal of Nutrition*, 55(S2): 55–69.
78. Biesiekierski, J.R., Peters, S.L., Newnham, E.D., Rosella, O., Muir, J.G., Gibson, P.R. (2013). 'No effects of gluten in patients with self-reported non-celiac gluten sensitivity after dietary reduction of fermentable, poorly absorbed, short-chain carbohydrates'. *Gastroenterology*, 145(2):320–328.e3.
79. Vernia, P., Di Camillo, M., Foglietta, T., Avallone, V.E., De Carolis, A. (2010). 'Diagnosis of lactose intolerance and the "nocebo" effect: The role of negative expectations'. *Digestive and Liver Disease*, 42(9):616–619.
80. Shahab, L., McGowan, J.A., Waller, J., Smith, S,G. (2018). 'Prevalence of beliefs about actual and mythical causes of cancer and their association with socio-demographic and health-related characteristics: Findings from a cross-sectional survey in England'. *European Journal of Cancer*, 0(0).

98. Mabe, A.G., Forney, K.J., Keel, P.K. (2014). 'Do you "like" my photo? Facebook use maintains eating disorder risk'. *International Journal of Eating Disorders*, 47(5):516–523.

99. Bardone-Cone, A.M., Cass, K.M. (2007). 'What does viewing a pro-anorexia website do? an experimental examination of website exposure and moderating effects'. *International Journal of Eating Disorders*, 40(6):537–548.

100. Holland, G., Tiggemann, M. (2016). 'A systematic review of the impact of the use of social networking sites on body image and disordered eating outcomes' *Body Image*, 17:100–110.

101. Valkenburg, P.M., Peter, J., Schouten, A.P. (2006). 'Friend networking sites and their relationship to adolescents' well-being and social self-esteem'. *CyberPsychology & Behavior*, 9(5):584–590.

102. Gonzales, A.L., Hancock, J.T. (2011). 'Mirror, mirror on my Facebook wall: effects of exposure to Facebook on self-esteem'. *Cyberpsychology, Behavior and Social Networking*, 14(1–2):79–83.

103. Chou, H-T.G., Edge, N. (2012). '"They are happier and having better lives than I am": The impact of using Facebook on perceptions of others' lives'. Cyberpsychology, Behavior and Social Networking, 15(2):117–121.

104. Vogel, E.A., Rose, J.P., Roberts, L.R., Eckles, K. (2014). 'Social comparison, social media, and self-esteem'. *Psychology of Popular Media Culture*, 3(4):206–222.

105. Vohs, K.D., Heatherton, T.F. (2004). 'Ego threat elicits different social comparison processes among high and low self-esteem people: Implications for interpersonal perceptions. *Social Cognitive and Affective Neuroscience*, 22(1):168–191.

106. Pittman, M., Reich, B. (2016). 'Social media and loneliness: Why an

prospective analysis of 367,442 individuals'. *BMC Medicine*, 13(1):59.

90. Fung, T.T. (2010). 'Low-carbohydrate diets and all-cause and cause-specific mortality'. *Annals of Internal Medicine*, 153(5):289.
91. Kraut, R., Patterson, M., Lundmark, V., Kiesler, S., Mukopadhyay, T., Scherlis, W. (1998). 'Internet paradox. A social technology that reduces social involvement and psychological well-being?'. *American Psychologies*, 53(9):1017–1031.
92. Lin, L. yi, Sidani, J.E, Shensa, A., et al. (2016). 'Association between social media use and depression among US young adults'. Depression and Anxiety, 33(4):323–331.
93. Lup, K., Trub, L., Rosenthal, L. (2015). 'Instagram #Instasad?: exploring associations among Instagram use, depressive symptoms, negative social comparison, and strangers followed'. *Cyberpsychology, Behavior and Social Networking*, 18(5):247–252.
94. Choudhury, M., De Gamon, M., Counts, S., Horvitz, E. (2013). 'Predicting depression via social media'. *ICWSM*, 13:1–10.
95. Woods, H.C., Scott, H. (2016). '#Sleepyteens: Social media use in adolescence is associated with poor sleep quality, anxiety, depression and low self-esteem'. *Journal of Adolescence*, 51:41–49.
96. Carrotte, E.R., Vella, A.M., Lim, M.S. (2015). 'Predictors of "liking" three types of health and fitness-related content on social media: A cross-sectional study'. *Journal of Medical Internet Research*, 17(8): e205.
97. Sidani, J.E., Shensa, A., Hoffman, B., Hanmer, J., Primack, B.A. (2016). 'The association between social media use and eating concerns among US young adults'. *Journal of the Academy of Nutrition and Dietetics*, 116(9):1465–1472.

of Social and Clinical Psychology, 27(3):279–310.

114. Primack, B.A., Swanier, B., Georgiopoulos, A.M., Land, S.R., Fine, M.J. (2009). 'Association between media use in adolescence and depression in young adulthood'. *Archives of General Psychiatry*, 66(2):181.

115. Madhav, K.C., Sherchand, S.P., Sherchan, S. (2017). 'Association between screen time and depression among US adults'. *Preventative Medicine Reports*, 8:67–71.

116. Stamatakis, E., Hamer, M., Dunstan, D.W. (2011). 'Screen-based entertainment time, all-cause mortality, and cardiovascular events'. *Journal of the American College of Cardiology*, 57(3):292– 299.

117. Boepple, L., Thompson, J.K. (2016). 'A content analytic comparison of fitspiration and thinspiration websites'. *International Journal of Eating Disorders*, 49(1):98–101.

118. Tiggemann, M., & Zaccardo, M. (2016). '"Strong is the new skinny": A content analysis of #fitspiration images on Instagram'. *Journal of Health Psychology*, 1359105316639436.

119. Tiggemann, M., Zaccardo, M. (2015). '"Exercise to be fit, not skinny": The effect of fitspiration imagery on women's body image'. *Body Image*, 15:61–67.

120. Holland, G., Tiggemann, M. (2017). '"Strong beats skinny every time": Disordered eating and compulsive exercise in women who post fitspiration on Instagram'. *International Journal of Eating Disorders*, 50(1):76–79.

121. Robinson, L., Prichard, I., Nikolaidis, A., Drummond, C., Drummond, M., Tiggemann, M. (2017). 'Idealised media images: The effect of fitspiration imagery on body satisfaction and exercise behaviour'. *Body Image*, 22:65–71.

Instagram picture may be worth more than a thousand Twitter words'. *Computers in Human Behavior*, 62:155–167.

107. Becker, A.E., Burwell, R.A., Gilman, S.E., Herzog, D.B., Hamburg, P. (2002). 'Eating behaviours and attitudes following prolonged exposure to television among ethnic Fijian adolescent girls'. *The British Journal of Psychiatry*, 180:509–514.
108. Becker, A.E., Fay, K.E., Agnew-Blais, J., Khan, A.N., Striegel- Moore, R.H., Gilman, S.E. (2011). 'Social network media exposure and adolescent eating pathology in Fiji'. *The British Journal of Psychiatry*, 198(1):43–50.
109. Latzer, Y., Spivak-Lavi, Z., Katz, R. (2015). 'Disordered eating and media exposure among adolescent girls: the role of parental involvement and sense of empowerment'. *International Journal of Adolescence and Youth*, 20(3):375–391.
110. Frederick, D.A., Daniels, E.A., Bates, M.E., Tylka, T.L. (2017). 'Exposure to thin-ideal media affect most, but not all, women: Results from the perceived effects of media exposure scale and open-ended responses'. *Body Image*, 23:188–205.
111. Grabe, S., Ward, L.M., Hyde, J.S. (2008). 'The role of the media in body image concerns among women: A meta-analysis of experimental and correlational studies'. *Psychological Bulletin*, 134(3):460–476.
112. Levine, M.P., Murnen, S.K. (2009). '"Everybody knows that mass media are/are not [pick one] a cause of eating disorders": A critical review of evidence for a causal link between media, negative body image, and disordered eating in females'. *Journal of Social and Clinical Psychology*, 28(1):9–42.
113. Barlett, C.P., Vowels, C.L., Saucier, D.A. (2008). 'Meta-analyses of the effects of media images on men's body-image concerns'. Journal

'Vitamin D deficiency and depression in adults: systematic review and meta-analysis'. *British Journal of Psychiatry*, 202(02):100–107.

131. Spence, J.C., McGannon, K.R, Poon P. (2005). 'The effect of exercise on global self-esteem: A quantitative review'. *Journal of Sport and Exercise Psychology*, 27(3):311–334.
132. Hamer, M., Stamatakis, E., Steptoe, A. (2009). 'Dose-response relationship between physical activity and mental health: The Scottish health survey'. *British Journal of Sports Medicine*, 43(14):1111–1114.
133. Kilpatrick, M., Hebert, E., Bartholomew, J. (2005). 'College students' motivation for physical activity: Differentiating men's and women's motives for sport participation and exercise'. *Journal of American College Health*, 54(2):87–94. doi:10.3200/JACH.54.2.87-94
134. Hausenblas, H.A., Fallon, E.A. (2006). 'Exercise and body image: A meta-analysis'. *Psychology & Health*, 21(1):33–47.
135. Prichard, I., Tiggemann, M. (2008). 'Relations among exercise type, self-objectification, and body image in the fitness centre environment: The role of reasons for exercise'. Psychology of Sport and Exercise, 9(6):855–866.
136. Furnham, A., Badmin, N., Sneade, I. (2002). 'Body image dissatisfaction: gender differences in eating attitudes, self-esteem, and reasons for exercise'. *The Journal of Psychology*, 136(6):581– 596.
137. Bamber, D.J., Cockerill, I.M., Rodgers, S., Carroll, D. (2003). 'Diagnostic criteria for exercise dependence in women'. *British Journal of Sports Medicine*, 37(5):393–400.
138. Berczik, K., Szabó, A., Griffiths, M.D., et al. (2012). 'Exercise addiction: symptoms, diagnosis, epidemiology, and etiology. *Substance Use & Misuse*, 47(4):403–417.
139. Phillips, K.A. (2012). 'Body dysmorphic disorder'. *Encyclopedia of*

122. Chasler, J. (2016). 'Fitspiration: Empowering or objectifying? The effects of fitspiration and self-objectification on exercise behavior'. *Theses Dissertation*. August.

123. Thompson, P.D., Crouse, S.F., Goodpaster, B., Kelley, D., Moyna, N., Pescatello, L. (2001). 'The acute versus the chronic response to exercise'. *Medicine & Science in Sports and Exercise*, 33(6 Suppl): S438–45; discussion S452–3.

124. Tuomilehto, J., Lindström, J., Eriksson, J.G., et al. (2001). 'Prevention of type 2 diabetes mellitus by changes in lifestyle among subjects with impaired glucose tolerance'. *The New England Journal of Medicine, 344*(18):1343–1350.

125. King, N.A., Hopkins, M., Caudwell, P., Stubbs, R.J., Blundell, J.E. (2009). 'Beneficial effects of exercise: shifting the focus from body weight to other markers of health'. *British Journal of Sports Medicine*, 43(12):924–927.

126. Kemmler, W., Bebenek, M., Kohl, M., von Stengel, S. (2015). 'Exercise and fractures in postmenopausal women. Final results of the controlled Erlangen Fitness and Osteoporosis Prevention Study (EFOPS)'. *Osteoporosis International*, 26(10):2491–2499.

127. Colcombe, S., Kramer, A.F. (2003). 'Fitness effects on the cognitive function of older adults'. *Psychological Science*, 14(2):125–130.

128. Ströhle, A. (2009). 'Physical activity, exercise, depression and anxiety disorders'. *Journal of Neural Transmission*, 116(6):777–784.

129. Harvey, S.B., Øverland, S., Hatch, S.L., Wessely, S., Mykletun, A., Hotopf, M. (2018). 'Exercise and the prevention of depression: Results of the HUNT cohort study. *American Journal of Psychiatry*, 175(1):28–36.

130. Anglin, R.E.S., Samaan, Z., Walter, S.D., McDonald, S.D. (2013).

Science, 306(5698):966.

149. Chakraborty, A., McManus, S., Brugha, T.S., Bebbington, P., King, M. (2011). 'Mental health of the non-heterosexual population of England'. *British Journal of Psychiatry*, 198(02):143–148.

150. Tabaac, A., Perrin, P.B., Benotsch, E.G. (2018). 'Discrimination, mental health, and body image among transgender and gender-non-binary individuals: Constructing a multiple mediational path model'. *Journal of Gay & Lesbian Social Services*, 30(1): 1–16.

151. Berger, M., Sarnyai, Z. (2015). '"More than skin deep": stress neurobiology and mental health consequences of racial discrimination'. *Stress*, 18(1):1–10.

152. Chong, C.S.M., Tsunak, M., Tsang, H.W.H., Chan, E.P., Cheung, W.M. (2011). 'Effects of yoga on stress management in healthy adults: A systematic review'. *Alternative Therapies in Health and Medicine*, 17(1):32–38.

153. Holt-Lunstad, J., Smith, T.B., Baker, M., Harris, T., Stephenson, D. (2015). 'Loneliness and social isolation as risk factors for mortality'. *Perspectives on Psychological Science*, 10(2):227–237.

154. Holt-Lunstad, J., Smith, T.B., Layton, J.B. (2010). 'Social relationships and mortality risk: A meta-analytic review'. Brayne C., ed. *PLoS Medicine*, 7(7):e1000316.

155. DiMatteo, M.R. (2004). 'Social support and patient adherence to medical treatment: A meta-analysis'. *Health Psychology*, 23(2): 207–218.

156. Kawachi, I., Berkman, L.F. (2001). 'Social ties and mental health'. *Journal of Urban Health: Bulletin of the New York Academy of Medicine*, 78(3):458–467.

157. Uchino, B.N. (2006). 'Social support and health: A review of

Body Image and Human Appearance. January, 74–81.

140. Thomas, A., Tod, D.A., Edwards, C.J., McGuiga, M.R. (2014). 'Drive for muscularity and social physique anxiety mediate the perceived ideal physique muscle dysmorphia relationship'. *The Journal of Strength and Conditioning Research*, 28(12):3508–3514.
141. Spencer, R.A., Rehman, L., Kirk, S. (2015). 'Understanding gender norms, nutrition, and physical activity in adolescent girls: a scoping review'. *International Journal of Behavioral Nutrition and Physical Activity*, 12(1):6.
142. Ebrahim, I.O., Shapiro, C.M., Williams, A.J., Fenwick, P.B. (2013). 'Alcohol and sleep I: effects on normal sleep'. *Alcoholism: Clinical and Experimental Research*, 37(4):539–549.
143. Walker, M. (2017). *Why We Sleep: The New Science of Sleep and Dreams*. Penguin, UK.
144. Janszky, I., Ljung, R. (2008). 'Shifts to and from daylight saving time and incidence of myocardial infarction'. *The New England Journal of Medicine*, 359(18):1966–1968.
145. Black, P.H., Garbutt, L.D. (2002). 'Stress, inflammation and cardiovascular disease'. *Journal of Psychosomatic Research*, 52(1):1–23.
146. Rozanski, A., Blumenthal, J.A., Kaplan, J. (1999). 'Impact of psychological factors on the pathogenesis of cardiovascular disease and implications for therapy. *Circulation*, 99(16):2192–2217.
147. Black, P.H. (2003). 'The inflammatory response is an integral part of the stress response: Implications for atherosclerosis, insulin resistance, type II diabetes and metabolic syndrome X'. Brain, Behavior, and Immunity, 17(5):350–364.
148. Marx, J. (2004). 'Inflammation and cancer: the link grows stronger'.

166. Bartley, M. (2005). 'Job insecurity and its effect on health'. *Journal of Epidemiology and Community Health*, 59(9):718–719.
167. Marmot, M., Geddes, I., Bloomer, E., Allen, J., Goldblatt, P. (2011). 'The health impacts of cold homes and fuel poverty, www.friendsoftheearth.uk/sites/default/files/downloads/cold_homes_ health.pdf.
168. Krieger, J., Higgins, D.L. (2002). 'Housing and health: time again for public health action'. *American Journal of Public Health*, 92(5): 758–768.
169. Whitelaw, S., Swift, J., Goodwin, A., & Clark, D. (2008). 'Physical activity and mental health: The role of physical activity in promoting mental wellbeing and preventing mental health problems: an evidence briefing'. *NHS Scotland Health*.
170. Crawford, D., Timperio, A., Giles-Corti B, et al. (2008). 'Do features of public open spaces vary according to neighbourhood socio-economic status?'. Health Place, 14(4):889–893.
171. Finkelstein, M.M., Jerrett, M., DeLuca, P., et al. (2003). 'Relation between income, air pollution and mortality: a cohort study.' *CMAJ*, 169(5):397–402.
172. Wrigley, N. (2002). '"Food Deserts" in British cities: Policy context and research priorities'. *Urban Studies*, 39(11):2029–2040.
173. Benzeval, M., Taylor, J., Judge, K. (2000). 'Evidence on the relationship between low income and poor health: Is the government doing enough?' *Fiscal Studies*, 21(3):375–399.
174. Stamatakis, E., Wardle, J., Cole, T.J. (2010). 'Childhood obesity and overweight prevalence trends in England: evidence for growing socioeconomic disparities'. *International Journal of Obesity*, 34(1):41–47.

physiological processes potentially underlying links to disease outcomes'. *Journal of Behavioral Medicine*, 29(4):377–387.

158. Cable, N., Bartley, M., Chandola, T., Sacker, A. (2013). 'Friends are equally important to men and women, but family matters more for men's well-being'. *Journal of Epidemiology and Community Health*, 67(2):166–171.
159. Goddard, M., Smith, P. (2001). 'Equity of access to health care services: Theory and evidence from the UK'. Social Science & Medicine, 53(9):1149–1162.
160. Watt, I.S., Franks, A.J., Sheldon, T.A. (1994). 'Health and health care of rural populations in the UK: Is it better or worse?' *Journal of Epidemiology and Community Health*, 48(1):16–21.
161. Judge, A., Welton, N.J., Sandhu, J., Ben-Shlomo, Y. (2010). 'Equity in access to total joint replacement of the hip and knee in England: cross sectional study'. *BMJ*, 341:c4092.
162. Newton, J.N., Briggs, A.D.M., Murray, C.J.L., et al. (2015). 'Changes in health in England, with analysis by English regions and areas of deprivation, 1990–2013: a systematic analysis for the global burden of disease study 2013'. *Lancet*, 386(10010):2257–2274.
163. Cutler, D.M., & Lleras-Muney, A. (2006). 'Education and health: evaluating theories and evidence'. *National Bureau of Economic Research*, (No. w12352).
164. Henderson, M. (2017). 'Being on a zero-hours contract is bad for your health'. www.ucl.ac.uk/ioe/news-events/news-pub/jul-2017/ zero-hours-contract-bad-for-health.
165. Lundberg, O. (1991). 'Causal explanations for class inequality in health – an empirical analysis'. *Social Science & Medicine*, 32(4): 385–393.

WS. (1995). 'The Emotional Eating Scale: The development of a measure to assess coping with negative affect by eating'. *International Journal of Eating Disorders*, 18(1):79–90.

第七章

「媒體如何影響你的身體意象？」改編自：Calogero, R.M., Davis, W.N., Thompson, J.K. (2004). 'The sociocultural attitudes toward appearance questionnaire (SATAQ-3): Reliability and normative comparisons of eating disordered patients'. *Body Image*, May 1;1(2):193–8.

第八章

「測試你和運動之間的關係」改編自：Szabo, A., Griffiths, M.D. (2004). 'The exercise addiction inventory: A new brief screening tool'. *Addiction Research and Theory*, 12(5):489–99.

「你對自己的身體感受如何？」改編自：Tylka, T.L., Wood-Barcalow, N.L. (2015). 'The body appreciation scale-2: Item refinement and psychometric evaluation'. *Body Image*, 12:53–67.

第九章

「你有多孤獨？」改編自：Hughes, M.E., Waite, L.J., Hawkley, L.C., Cacioppo, J.T. (2004). 'A short scale for measuring loneliness in large surveys: Results from two population-based studies'. *Research on Aging*, 26(6):655–72.

175. Kunst, A.E, Mackenbach, J.P. (1994). 'The size of mortality differences associated with educational level in nine industrialized countries'. *American Journal of Public Health*, 84(6):932–937.
176. Fredrickson, B.L., Roberts, T.A., Noll, S.M., Quinn, D.M., Twenge, J.M. (1998). 'That swimsuit becomes you: sex differences in self-objectification, restrained eating, and math performance'. *Journal of Personality and Social Psychology*, 75(1):269–284.
177. Stapleton, P., Crighton, G.J., Carter, B., Pidgeon, A. (2017). 'Self-esteem and body image in females: The mediating role of self-compassion and appearance contingent self-worth'. *Humanist Psychology*, 45(3):238–257.
178. Bluth, K., Neff, K.D. (2018). 'New frontiers in understanding the benefits of self-compassion'. *Self Identity*, August:1–4.
179. Wasylkiw, L., MacKinnon, A.L., MacLellan, A.M. (2012). 'Exploring the link between self-compassion and body image in university women'. Body Image, 9(2):236–245.

小測驗參考資料

第二章

「檢查你的體重偏見」改編自：Morrison, T.G.and O'Connor, W.E. (1999). 'Psychometric properties of a scale measuring negative attitudes toward overweight individuals'. *The Journal of Social Psychology*, 139: 436–445.

第三章

「你的情緒性進食程度如何？」改編自：Arnow, B., Kenardy, J., Agras,

VHD0050

不節食更健康：英國營養師帶你破除減肥迷思，善用直覺飲食，培養身體自癒力

作　者—琵克希．特納 Pixie Turner
譯　者—張郁笛
主　編—陳家仁
編　輯—黃凱怡
企　劃—藍秋惠
封面設計—FE 設計
內頁設計—李宜芝

第一編輯部總編輯—胡金倫
董 事 長—趙政岷
出 版 者—時報文化出版企業股份有限公司
108019 台北市和平西路三段 240 號 4 樓
發行專線—(02)2306-6842
讀者服務專線—0800-231-705．(02)2304-7103
讀者服務傳真—(02)2304-6858
郵撥—19344724 時報文化出版公司
信箱—10899 臺北華江橋郵局第 99 信箱

時報悅讀網—http://www.readingtimes.com.tw
法律顧問—理律法律事務所 陳長文律師、李念祖律師
印　刷—勁達印刷有限公司
初版一刷—二〇二〇年三月十三日
定　價—新台幣四二〇元
（缺頁或破損的書，請寄回更換）

時報文化出版公司成立於一九七五年，
並於一九九九年股票上櫃公開發行，於二〇〇八年脫離中時集團非屬旺中，
以「尊重智慧與創意的文化事業」爲信念。

不節食更健康 : 英國營養師帶你破除減肥迷思 , 善用直覺飲食 , 培養身體自癒力 / Pixie Turner 作 ; 張郁笛譯 . -- 初版 . -- 臺北市 : 時報文化 , 2020.03
面 ;　公分

譯自：The no need to diet book : become a diet rebel and make friends with food

ISBN 978-957-13-8086-5(平裝)

1. 健康飲食 2. 營養

411.3　　109000589

ISBN 978-957-13-8086-5
Printed in Taiwan